Shubhangi Behl

Procedimentos de elevação do seio maxilar

Shubhangi Behl

Procedimentos de elevação do seio maxilar

ScienciaScripts

Imprint

Any brand names and product names mentioned in this book are subject to trademark, brand or patent protection and are trademarks or registered trademarks of their respective holders. The use of brand names, product names, common names, trade names, product descriptions etc. even without a particular marking in this work is in no way to be construed to mean that such names may be regarded as unrestricted in respect of trademark and brand protection legislation and could thus be used by anyone.

Cover image: www.ingimage.com

This book is a translation from the original published under ISBN 978-620-7-65443-7.

Publisher:
Sciencia Scripts
is a trademark of
Dodo Books Indian Ocean Ltd. and OmniScriptum S.R.L publishing group

120 High Road, East Finchley, London, N2 9ED, United Kingdom
Str. Armeneasca 28/1, office 1, Chisinau MD-2012, Republic of Moldova, Europe
Printed at: see last page
ISBN: 978-620-7-80028-5

RECONHECIMENTO

Gostaria de aproveitar esta oportunidade para manifestar a minha sincera gratidão e o meu mais profundo apreço a todos aqueles que foram fundamentais para a conclusão bem sucedida deste projeto.

Entre eles, destaca-se a minha Professora e Orientadora de Pós-Graduação, Dra. Vishakha Patil, Professora, Departamento de Periodontologia, BVDUDCH, Pune. Esta Dissertação da Biblioteca foi concebida e projectada sob a sua orientação. A Dra. Vidya Dodwad, Chefe do Departamento e Professora de Periodontologia, BVDUDCH, Pune, deve ser agradecida pela sua valiosa orientação.

Gostaria também de agradecer ao Dr. Pramod Waghmare e à Dra. Priya Lele, ao Dr. Yogesh Khadtare, à Dra. Pooja Pharne, à Dra. Neelam Gavali, à Dra. Nishita Bhosale, à Dra. Sarah Mariam e à Dra. Manasi Yewale pelo seu apoio e ajuda constantes.

Estou em dívida para com os meus pais, **Sr. Chetan Behl e Sra. Mamta Behl,** por me terem incutido uma forte paixão pela aprendizagem e por me terem dado um apoio incondicional em todos os meus esforços. Estou também grato ao meu irmão mais novo, **Sr. Shubham Behl,** por me ter encorajado e ajudado em cada passo.

Agradeço aos meus superiores, a **Dra. Aishwarya Sabharwal** e a Dra. **Nidhi Saripalli,** aos meus colegas de grupo, a **Dra. Akanksha Karale, a Dra. Avneet Kaur, a Dra. Tanvi Khot, a Dra. Vangmayee Shikarkhane, a Dra. Komal Rajpurohit e** aos meus juniores, o Dr. Allen Naorem, a Dra. Priyanka Zerwal, o Dr. Niket Bhatt, o Dr. Pranav Kulkarni, o Dr. Sranav Kulkarni e a Dra. Sangal Rajpurohit. **Komal Rajpurohit** e os meus colegas **Dr. Allen Naorem, Dr. Priyanka Zerwal, Dr. Niket Bhatt, Dr. Pranav Kulkarni, Dr. Srashti Mangal, Dr. Abhinandan Bokriya** por toda a ajuda incessante.

Obrigado!

Índice

<u>INTRODUÇÃO</u>

A função oral deficiente relacionada com a ausência parcial ou total de dentes na boca é conhecida por causar a debilitação de milhões de pessoas em todo o mundo. Este facto tem um efeito importante na autoestima das pessoas, juntamente com a incapacidade de mastigação. Para combater este problema, são frequentemente utilizadas próteses dentárias. Mas também tem as suas limitações, como o mau ajuste devido a alterações atróficas que podem não restaurar completamente a função num indivíduo.

Como resultado, foi criado o conceito de implantes dentários. Os implantes dentários são basicamente suportes metálicos ou parafusos concebidos para serem inseridos cirurgicamente no osso do maxilar, permitindo a fixação de várias próteses dentárias. Trata-se de um substituto fixo do dente perdido que restaura a forma e melhora a função quase completamente.

No entanto, é necessário ter em consideração vários factores antes de colocar um implante, tais como factores sistémicos (idade, sexo, hábitos tabágicos e presença de doenças sistémicas, como diabetes mellitus, hipertensão, hipotiroidismo, etc.) e factores locais, como a posição na arcada, a qualidade e a quantidade de osso[1] . Entre todos os factores, a presença de uma quantidade adequada de osso na região em causa para suportar estes parafusos metálicos é um fator muito importante.

Muitas vezes, devido a um estado edêntulo prolongado, o osso alveolar torna-se atrófico e não tem osso suficiente para suportar os implantes dentários. Muitas limitações anatómicas estão frequentemente associadas à maxila posterior, como a abóbada palatina plana, a altura alveolar deficiente ou o alvéolo posterior inadequado, o que dificulta a reabilitação adequada da maxila edêntula. A estrutura do osso, que é principalmente trabecular, também tem menos quantidade e densidade do que na mandíbula. As placas corticais adjacentes também são finas, o que proporciona uma resistência mínima.

Observa-se também que na ausência de estrutura dentária, geralmente na região posterior da maxila, há pneumatização, ou seja, os seios paranasais aumentam de volume, o que leva a uma redução significativa da quantidade de osso presente entre o assoalho do seio (^{2}) e a crista do osso alveolar. Com essas limitações, a colocação de implantes na região posterior da maxila torna-se um procedimento desafiador.

Foram experimentados vários métodos para aumentar o rebordo alveolar maxilar, de modo a prepará-lo para receber um implante. Estes são designados por procedimentos de elevação do seio maxilar. Assim, o procedimento de elevação do seio maxilar é uma intervenção cirúrgica destinada a aumentar a altura do osso residual na maxila posterior, reposicionando o pavimento do seio maxilar numa direção ascendente, criando uma altura óssea adequada que pode acomodar adequadamente a colocação de implantes dentários funcionais[2]. A cirurgia de elevação do seio maxilar é normalmente seguida de enxerto ósseo, de modo a preencher o compartimento criado entre o pavimento ósseo do seio maxilar e a membrana Schneideriana, proporcionando osso suficiente para a inserção de um implante na região posterior.

Vários estudos[1][2][3] demonstraram que a elevação do pavimento do seio (elevação da membrana Schneideriana) faz com que o espaço subjacente seja preenchido com um coágulo sanguíneo que estimula ainda mais as células osteoprogenitoras do periósteo, levando à neo-osteogénese. Também se observa que a formação óssea espontânea sob a membrana Schneideriana se deve ao facto de a própria membrana ter potencial osteogénico[4] . Estas considerações fornecem a base biológica para que o aumento do seio possa ser efectuado para obter preenchimento ósseo com ou sem enxerto.

Até à data, foram feitos muitos avanços e as técnicas de elevação do seio maxilar foram modificadas em função da altura óssea que é necessário ganhar.

Por último, é importante referir que o sucesso de um implante depende da sua integração com o osso circundante (osteointergação). Trata-se da ligação estrutural e funcional direta entre o osso vivo e a superfície de um implante de suporte de carga. É, por conseguinte, fundamental para a estabilidade do implante e constitui um pré-requisito para o sucesso do implante a longo prazo.

Assim, o procedimento de levantamento do seio maxilar pode ser considerado um método previsível e fiável, fazendo com que os implantes tenham uma elevada taxa de sobrevivência (até 95,5% aos 5 anos) (Summers RH, 1994). Além disso, a técnica é segura e tem uma baixa taxa de complicações.

Nesta dissertação de biblioteca, tenta-se discutir em pormenor os procedimentos de elevação do seio maxilar, as várias técnicas que foram desenvolvidas e as suas modificações, os vários instrumentos, equipamentos e materiais que foram e são atualmente utilizados. As complicações que podem surgir durante o procedimento também serão discutidas, bem como as formas de as atenuar.

<u>HISTÓRIA</u>

A presença dos seios maxilares mistificou os cientistas durante várias centenas de anos. Um dos primeiros cientistas a reconhecer a presença dos seios paranasais foi Galeno. Ele observou as porosidades no osso e concluiu que esta propriedade tornava a cabeça humana menos pesada.

Durante o Renascimento, **Leonardo da Vinci, em 1489,** foi o primeiro a preparar e desenhar espécimes anatómicos dos seios paranasais.

Em **1651, N. Highmore**, em Inglaterra, foi o primeiro a apresentar uma descrição detalhada e um desenho do seio maxilar. Por isso, o seio maxilar é também conhecido como o antro de Highmore [5].

Em **1743, L. Lamorier**, em Montpellier, tentou obter acesso ao seio maxilar através da parede bucal. O método de Lamorier de abrir o seio através de um alvéolo dentário permaneceu um procedimento padrão durante muito tempo [6].

Em **1886, J. Mikulicz-Radecki**, em Viena, foi o primeiro a aceder ao seio maxilar a partir do meato nasal inferior [7].

No ano **de 1893, George Caldwell e Henry Luc** [7][8] descreveram separadamente um procedimento para acessar o seio maxilar usando uma janela lateral. Em 1893, G. W. Caldwell, em Nova Iorque, publicou o seu método, no qual descrevia a abertura da parede da fossa canina, a remoção da membrana mucosa e a abertura de uma janela na parede lateral do meato nasal inferior. O procedimento foi posteriormente desenvolvido e utilizado para tratar várias doenças do antro maxilar. Os desenvolvimentos subsequentes da técnica incluem o de Kent e Block em 1993[9] , que utilizaram um procedimento Caldwell-Luc modificado para efetuar uma osteotomia em U invertido na parede anterolateral do seio maxilar e uma nova fratura da placa da janela maxilar para aceder ao seio maxilar, a fim de elevar a membrana sinusal.

História dos procedimentos de elevação do seio maxilar

Com base na informação de que existem vários procedimentos disponíveis para obter acesso ao seio maxilar, a técnica de elevação do pavimento do seio maxilar (procedimento de elevação do seio [SLP]) para permitir a inserção de implantes dentários foi inicialmente apresentada pelo **Dr. Hilt Tatum** no ano de **1976** na Conferência de Implantes do Alabama [10].

Após muitas alterações efectuadas na técnica original, **Boyne e James, em 1980[11]** , fizeram a primeira publicação descrevendo o procedimento de elevação do seio maxilar. Nesta técnica, foi criada cirurgicamente uma janela óssea na parede lateral do seio maxilar, seguida da elevação da membrana Schneideriana, e o espaço criado foi preenchido com osso autógeno da crista ilíaca.

Em 1994, Summers introduziu a **elevação do seio maxilar mediada por**

osteótomo (OMSFE)[12] de elevação indireta do seio maxilar. O conceito original desta técnica utilizava um conjunto de osteótomos de vários diâmetros para criar uma fratura interna através da força de batimento manual com um martelo na direção vertical. Isto ajuda a levantar a membrana através de um movimento de batida para criar uma tenda. Permite a condensação do osso alveolar trabecular para aumentar a densidade óssea e garantir a estabilidade do implante. Ajuda a produzir um aumento de aproximadamente 3 a 9 mm na altura vertical do osso.

Uma modificação da abordagem transalveolar original consistiu na utilização de um balão **(Muronoi em 2003)**[13] . Esta **"Elevação do balão da membrana antral (AMBE)"** é um procedimento minimamente invasivo realizado pela primeira vez por **Soltan em 2005**[14] para elevar a membrana Schneideriana através da aplicação de uma pressão suave e constante com insuflação de um balão de látex com soro fisiológico, o que ajuda a manter a integridade da membrana. Esta técnica é considerada relativamente segura, com menos hemorragia ou desconforto no pós-operatório.

Uma técnica mais recente **"A técnica de pressão hidráulica"** foi também proposta por **Emmanouil G. Sotirakis et al. em 2005**[15] . Esta técnica de pressão hidráulica segue o método de Summer para atingir o pavimento do osso sinusal e fracturá-lo, aplicando osteótomos numa sequência específica, para aprofundar e alargar o local da osteotomia e criar uma fratura no pavimento do seio. Em seguida, a injeção de solução salina normal sob pressão hidráulica sob a membrana schneideriana com uma seringa adequadamente adaptada cria simultaneamente o descolamento e a elevação da membrana. Antes da aplicação clínica em humanos, o método foi modelado numa série de estudos.

Além disso, para superar as desvantagens da abordagem crestal, **Chen e Cha no ano de 2005**[16] utilizaram a técnica minimamente invasiva **de condensação hidráulica do assoalho sinusal (HSC)**. Um kit de condensação sinusal foi desenvolvido especialmente para esse procedimento. Utiliza brocas de seio redondas de diamante de 1 mm, 2 mm e 3 mm para penetrar no pavimento do seio. Enquanto roda, a broca de seio de 2 mm é suavemente batida através do osso cortical do pavimento do seio com força suficiente para formar um orifício de forma cónica. A pressão hidráulica é então introduzida no local da cirurgia com a ajuda de uma peça de mão de alta velocidade através do orifício, fornecendo força suficiente para começar a dissecar atraumaticamente a membrana do pavimento do seio. Assim que a membrana estiver solta, a pressão hidráulica é interrompida. A membrana estará em repouso, mas ligeiramente descolada. Uma mistura de enxerto ósseo é embalada através do orifício e empurrada contra a membrana utilizando um condensador sinusal de 3 mm (no entanto, a sua entrada está bloqueada devido ao orifício de 2 mm) para a elevação inicial. De seguida, é utilizada uma broca de implante normal de 3 mm para abrir totalmente o acesso de diâmetro total à cavidade sinusal. A mistura de enxerto já condensada sob a membrana actua agora como uma almofada que envolve a broca para proteger contra perfurações ou rasgões. São efectuadas perfurações e condensações adicionais, utilizando brocas mais largas e condensadores com diâmetros adequados ao tamanho do implante a utilizar. Nesta técnica não há sobreaquecimento do osso, o que leva a um sucesso de 100%.

Os instrumentos utilizados permitem uma maior margem de controlo tátil. A técnica é atraumática porque o osso cortical é perfurado em vez de fracturado. Nos casos de septos, uma única osteotomia e o acesso pinhole desta técnica permitem a introdução de material de enxerto em ambas as câmaras que confinam com os septos. Finalmente, a condensação hidráulica do seio permite a colocação de implantes na presença de uma cavidade nasal complexa.

No ano de 2006, Suguimoto RM introduziu a utilização de **"Pressão negativa para o procedimento de elevação direta do seio maxilar"**[17]. No qual um retalho é levantado para expor a parede antero-lateral do maxilar. Uma janela óssea foi então preparada por osteotomia retangular para visualização da mucosa do seio maxilar e, em seguida, foi criada uma abertura com uma broca 702 superiormente e distalmente à janela através da parede do maxilar e da mucosa do seio. Um tubo de sucção foi posicionado e mantido em funcionamento sobre a abertura criada para estabelecer uma pressão negativa no interior do seio maxilar. Esta técnica permitiu uma elevação mais segura do seio maxilar, facilitando a visualização da junção da placa óssea da membrana e a extensão da elevação da membrana do seio maxilar até ao nível da janela.

Outra abordagem transalveolar para a elevação do pavimento do seio maxilar utilizando a cirurgia piezoeléctrica sem um martelo, denominada técnica de **Elevação Piezoeléctrica do Seio Interno (PISE), foi introduzida por Sohn DS em 2004 e 2009**[18] [19]. A PISE é a técnica modificada da elevação do pavimento sinusal mediada por osteotomia (OMSFE). No entanto, uma vez que a OMSFE utiliza um martelo para quebrar o pavimento do seio e empurrar a membrana do seio, pode eventualmente provocar vertigens posicionais no doente. A técnica PISE não utiliza um martelo durante o procedimento para quebrar o pavimento do seio e elevar a membrana sinusal; por conseguinte, pode reduzir a possibilidade de vertigem posicional pós-operatória. Na técnica PISE, é utilizado um dispositivo piezoelétrico ultrassónico, ao qual está ligada uma ponta especializada, para quebrar o pavimento do seio. A pressão hidráulica exercida pela solução salina irrigada interna ou externamente à membrana sinusal facilita o descolamento da membrana do assoalho do seio e a perfuração da membrana é rara.

A **"técnica de gel-pressão (GPT)"** para a elevação do pavimento do seio maxilar transcrestal sem retalho foi introduzida por **Pommer & Watsek em 2009**[20] [21] num estudo em cadáver.

Neste caso, foi preparado um modelo cirúrgico e colocado na crista. Em vez de refletir um retalho mucoperiosteal, foi utilizado um punção de tecido mole de 4,1 mm de diâmetro no local pretendido na crista. O pavimento ósseo foi então fracturado utilizando brocas canhão de 3,3 mm de diâmetro com irrigação interna, cuja profundidade foi regulada utilizando batentes de broca feitos à medida. Posteriormente, um bocal de injeção especialmente concebido (com um anel de vedação de silicone na ponta para o fixar no local) foi inserido no local da osteotomia 1 mm caudal ao pavimento do seio. Sob pressão controlada, foi administrado um gel radiopaco através do bocal para separar e elevar a membrana sinusal do pavimento do seio ósseo até, pelo menos, 15 mm. O gel era constituído por 2% de hidroxipropilmetilcelulose (HPMC) (agente viscoelástico) e 37% de jopamidol (marcador radiopaco) num rácio de 3:1. A HPMC é um polímero solúvel em água de elevado peso molecular e oferece a vantagem de criar ou manter suavemente os espaços cirúrgicos e proteger os tecidos. Não se observa qualquer reação de corpo estranho. A principal vantagem do GPT é a transferência suave da força necessária para a elevação da membrana do seio maxilar a partir do osso subjacente. Nas técnicas mediadas por osteótomos, as forças de elevação são transferidas para a membrana do seio maxilar através de uma transmissão pontual que pode exceder as propriedades elásticas da membrana schneideriana. No entanto, isto é evitado na pressão de gel, uma vez que permite uma maior área de transmissão de força. Além disso, a pressão súbita que pode causar a perfuração da membrana sinusal é absorvida pelo efeito amortecedor do HPMC altamente viscoso (4,5 MPa). A GPT representa um procedimento transcrestal sem retalho que evita a exposição ou remoção da parede lateral do seio. As vantagens da abordagem pelo buraco da fechadura[22] ao seio incluem menor reabsorção alveolar, melhor vascularização do enxerto, hemorragia mínima, menor desconforto pós-operatório e elevada aceitação por parte do paciente. Não existe qualquer limitação intrínseca da técnica GPT se a altura óssea inicial estiver muito reduzida e for necessária a colocação de implantes secundários.

Kim, Itoh & Kang, no ano de 2012, introduziram uma nova técnica utilizando o **"Water lift system"**[23] para a elevação do pavimento sinusal.

Este sistema baseia-se no princípio de Pascal, segundo o qual a pressão aplicada a um fluido fechado é transmitida igualmente a todas as partes do fluido. Este sistema de elevação com água utiliza uma abordagem crestal. O local da osteotomia é criado com uma broca convencional. Em seguida, a broca de compactação é utilizada para compactar o osso restante. O local da osteotomia é perfurado com uma broca artificialmente inteligente (AI) (que é sensível à resistência óssea) e, utilizando um injetor aquático, é injetado um meio de contraste radiográfico através do local da osteotomia para elevar a membrana sinusal. A quantidade de elevação conseguida durante o procedimento é avaliada através de radiografia. Após a elevação adequada da membrana, o local da osteotomia é alargado, o seio é enxertado e, sucessivamente, é colocado o implante. No entanto, as desvantagens deste sistema incluem o elevado custo do kit e os cuidados necessários durante a utilização da broca AI na abordagem crestal.

Yoshida Itaru (2013) introduziu um novo **procedimento de elevação indireta do seio maxilar com a utilização de um microscópio**[24] . Segundo o autor, os riscos associados ao procedimento cego de levantamento indireto do seio maxilar podem ser minimizados com a utilização do microscópio. Permite o acesso visual à mucosa do seio maxilar a partir da cavidade para implante semelhante à abordagem lateral e o procedimento pode ser continuado. Foi também desenvolvida uma pequena raspadora para fins especiais (com pontas em quatro ângulos) para remover a mucosa à volta da cavidade antes da elevação, para uma elevação segura com o mínimo de invasão. Foi também utilizado um balão sinusal, sendo a pressão aplicada e libertada com muito cuidado. A deteção de perfurações na mucosa é possível durante o procedimento, pelo que, em vez de terminar o procedimento, este pode ser prosseguido alterando a direção da abordagem. As vantagens da deteção de uma perfuração da membrana sinusal podem ajudar a alterar a abordagem do tratamento durante a elevação transcrestal do seio maxilar (TSFE), como a colocação do implante com ou sem enxerto ósseo, o adiamento da colocação do implante ou mesmo a realização do levantamento do seio maxilar através da abordagem lateral. No entanto, a deteção de uma perfuração da membrana durante e após a TSFE é muito difícil.

Ao longo dos anos, os procedimentos de elevação do seio maxilar sofreram várias modificações para evitar complicações e proporcionar um melhor resultado do tratamento.

CONSIDERAÇÕES BÁSICAS

Antes de realizar o procedimento de elevação do seio maxilar, é muito importante compreender todos os aspectos aplicados relacionados com este procedimento para uma colocação bem sucedida de implantes na região posterior do maxilar. Muitos factores, como a anatomia do seio maxilar, as diferentes técnicas para obter acesso ao seio, o armamento necessário e as complicações que podem surgir devido ao procedimento, serão discutidos neste capítulo.

ANATOMIA DO SEIO MAXILAR

Ter um conhecimento adequado da anatomia do seio maxilar é um pré-requisito para compreender os princípios envolvidos na realização de incisões adequadas, na conceção e na

gerir a elevação do fundo do seio.

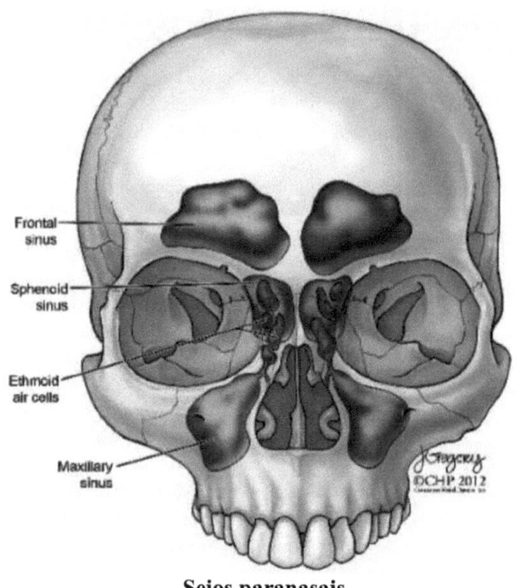

Seios paranasais

Existem quatro conjuntos de seios paranasais emparelhados: maxilar, frontal, esfenoidal e etmoidal. Os seios paranasais são espaços cheios de ar localizados no interior dos ossos do crânio e da face. Estão centrados na cavidade nasal e têm várias funções, incluindo aliviar o peso da cabeça, bem como humidificar e aquecer o ar inalado e aumentar a ressonância da fala.

O seio maxilar é o primeiro de todos os seios paranasais a desenvolver-se, e o seu crescimento termina com a erupção dos terceiros molares, aproximadamente aos 20 anos de idade. É o maior de todos os seios paranasais. Tem uma forma aproximadamente piramidal, com a base adjacente à cavidade nasal e o ápice rombo apontando para o zigoma.

As dimensões médias do seio maxilar são 36-45 mm de altura, 23-25 mm de largura e 38-45 mm de comprimento ao longo do eixo anteroposterior. O volume médio do seio maxilar é de 15 ml[25] .

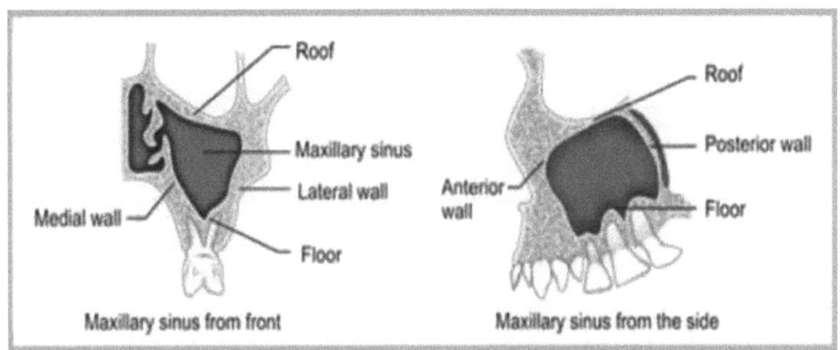

Anatomia do seio maxilar [26]

A parede anterior do seio maxilar estende-se desde o bordo inferior da órbita até ao processo alveolar maxilar. Contém o feixe neurovascular infraorbitário. Corresponde à superfície facial do osso maxilar, com três pontos de referência claramente identificados - a fossa canina, o forame infraorbitário e o sulco infraorbitário. O forame infraorbitário situa-se 5 a 8 mm abaixo do ponto médio da margem inferior da órbita [27] .

A parede posterior está correlacionada com a tuberosidade maxilar, que forma a superfície anterior da fossa pterigopalatina[28] . A parede posterior está em estreita relação com o conteúdo da fossa pterigopalatina, incluindo o gânglio pterigopalatino e vários ramos da artéria, veia e nervo maxilares, o nervo alveolar superior posterior e os vasos sanguíneos e o plexo pterigoide de veias[29] .

O assoalho do seio é formado pelo processo alveolar da maxila. A parede bucoalveolar, juntamente com o terço inferior da parede medial, forma a parede inferior do seio, que tem uma estrutura curva[30] . É frequente observar a extensão do pavimento do seio entre dentes adjacentes ou raízes individuais, o que cria elevações na superfície antral, comummente designadas por "colinas"[31] . As raízes do molar superior, do pré-molar e, ocasionalmente, das cúspides podem projetar-se para o seio maxilar[32] . É necessário que os clínicos estejam cientes da relação exacta entre as raízes apicais dos dentes maxilares e o pavimento do seio maxilar, uma vez que pode ter implicações nos procedimentos cirúrgicos. O assoalho do seio maxilar é separado apenas por uma camada de osso compacto dos ápices dos dentes posteriores. A distância média entre os ápices dentários e o assoalho do seio é de 1,97mm[33] e os ápices dos molares estão mais próximos do assoalho do seio do que os pré-molares[33] . Os primeiros molares perfuram o assoalho do seio em 2,2% dos casos e os segundos molares em 2% dos casos. A raiz distobucal do segundo molar é a mais próxima do assoalho do seio maxilar [34]. Os tumores e infecções do seio maxilar e da cavidade oral podem estender-se à fossa pterigopalatina e afetar estas estruturas essenciais.

A parede superior, também conhecida como teto do seio, é formada pelo assoalho da órbita. A artéria infra-orbital (ramo da artéria maxilar) e o nervo (ramo da divisão maxilar do nervo trigémeo) atravessam esta parede e entram no sulco infra-orbital [29] .

A parede medial separa o seio maxilar da cavidade nasal, mas eles se comunicam através do óstio, localizado na parede medial inferior ou no mesmo nível do assoalho da órbita[29] .

A parede lateral forma o aspeto vestibular do seio e contribui para o processo maxilar e zigomático posterior. Esta parede fornece acesso para o procedimento de enxerto do seio da parede lateral[29] .

As paredes do seio maxilar mais envolvidas durante a cirurgia de levantamento de seio são a parede mesio-vestibular, a parede inferior (ou assoalho) e a parede medial. A primeira é constituída por uma fina camada cortical que contém o feixe neuro-vascular; a segunda pode apresentar septos ou cristas; e a terceira alberga o óstio natural antero-superiormente e, por vezes (25%), um óstio acessório na zona da mucosa, denominado fontanelas anterior e posterior[35]. As secreções maxilares convergem para o meato médio exclusivamente através do óstio natural. O óstio maxilar é uma abertura elíptica com 7-11 mm de comprimento e 2-6 mm de largura que não se abre diretamente para a cavidade nasal, uma vez que é protegida medialmente pelo processo uncinado, que representa a parede óssea medial de uma fenda chamada infundíbulo que se estende desde a sua entrada (o hiato semilunar) até ao seio maxilar [36].

Septos do seio maxilar:

Os septos do seio maxilar foram descritos pela primeira vez pelo anatomista Underwood em 1910[37]. Estes septos, maioritariamente designados por *"septos de Underwood",* são as barreiras de osso cortical que surgem do pavimento ou das paredes do seio e podem mesmo dividir o seio em duas ou mais cavidades. Neivert H (1930)[38] sugeriu que o septo se desenvolve a partir de projecções semelhantes a dedos produzidas pela bolsa embrionária do infundíbulo etmoidal.

Krennmair et al (1999)[39] classificaram os septos em:

➢ Septos primários

➢ Septos secundários.

Os septos primários ocorrem desde o desenvolvimento da maxila.

Os septos secundários ocorrem por pneumatização irregular do pavimento do seio após a perda de dentes.

A literatura científica descreve variações adicionais dos septos do seio maxilar, incluindo:

➢ Septos parciais perpendiculares e horizontais

➢ Separação completa do seio maxilar por um septo vertical

Septos perpendiculares parciais

A margem superior do hiato maxilar está em contacto, anteriormente, com o osso lacrimal e, posteriormente, com o osso etmoidal. O punctum convergii está localizado na parte final da convergência destas duas partes da margem. A partir deste punctum, um o septo perpendicular parcial pode desenvolver-se no seio maxilar, dividindo-o em dois

compartimentos incompletos.

Septos horizontais parciais

Este tipo de septo é um processo maxilar localizado horizontalmente a partir do osso palatino e da concha inferior. Nenhum dos processos seguirá o desenvolvimento normal do seio na direção inferior-medial. Em vez disso, manterão as suas posições horizontais primárias, enquanto o nível do pavimento do seio se torna gradualmente mais baixo durante o seu desenvolvimento. Um septo vertical completo geralmente divide o seio em um grande seio anterior e um pequeno seio inferior.

seio posterior (acessório). O seio anterior drena para o meato médio, enquanto o seio posterior se abre para o meato superior ou nasal através de um hiato ósseo, que é delimitado por estruturas semelhantes às do hiato semilunar normal (ou seja, o processo maxilar da concha média e o processo maxilar posterior do osso palatino).

Classificação de Al-Faraje dos septos do seio maxilar modificada por Sigaroudi et al 2017 ()[40]

Class	Description	Images	Risk degree (score)
I	Single basal perpendicular septum		Low risk (0)
II	Multiple (2 or more) basal perpendicular septa		Low risk (0)
III	Single long partial perpendicular septum that is not limited to the base of the sinus.		Moderate risk if not considered (1)
IV	Multiple (2 or more) long partial perpendicular septa that are not limited to the base of the sinus.		High risk and relative contraindication for sinus surgery (2)
V	Partial horizontal septum		Low risk (0)
VI	Complete perpendicular septum that divides the sinus into separate anatomic cavities		Low risk (0)
VII-divI	Complete horizontal septum placed inferiorly		Moderate risk if not considered (1)
VII-divII	Complete horizontal septum placed superiorly		Low risk (0)

Revestimento interno do seio maxilar

A camada interna do seio maxilar é constituída por uma membrana mucosa de 0,13-0,5 mm de espessura **(membrana Schneideriana)**. Esta membrana schneideriana é composta por 3 camadas. A primeira camada é o periósteo, que consiste numa camada osteogénica unicelular (camada de câmbio) no lado do osso. A segunda é uma camada de tecido conjuntivo altamente vascular que cobre o periósteo. Algumas glândulas serosas e mucosas que se espessam perto da abertura ostial estão localizadas nesta lâmina própria subjacente. A **terceira camada** é composta por epitélio colunar pseudo-estratificado ciliado (epitélio respiratório) no lado luminal ou exposto ao pavimento do seio (constituído por 100-150 cílios por célula colunar, com uma frequência de 1000 batimentos por minuto).

Existem aproximadamente 2 litros de secreção do seio maxilar por dia, que consistem em água (96%), glicoproteínas (3-4%), imunoglobulinas, lactoferrina, prostaglandinas, lisozima, leucotrienos e histamina, que são descarregados no meato médio a uma velocidade de fluxo de 1 cm/min, de modo a que a mucosa antral possa ser totalmente alterada em aproximadamente 20-30 minutos.

A membrana Schneideriana é um tecido muito crítico que tem de ser manuseado cuidadosamente para o sucesso do procedimento de elevação do seio maxilar. Esta é a membrana que necessita de ser elevada para aumentar o rebordo maxilar pneumatizado.

Suprimento vascular do seio maxilar:

O fornecimento de sangue ao seio maxilar ocorre através dos ramos da artéria maxilar, nomeadamente a artéria infra-orbital, a artéria nasal lateral posterior e a artéria alveolar superior posterior. A artéria infra-orbitária e a artéria alveolar superior posterior suprem a parede lateral do seio maxilar, enquanto a artéria nasal lateral posterior supre a parede medial do seio. A parede lateral do seio tem anastomose extra-óssea (nos tecidos vestibulares) e intra-óssea (dentro da placa óssea vestibular) que ocorre entre a artéria infra-orbital e a artéria alveolar superior posterior.

NECESSIDADE DE AUMENTO DO SEIO MAXILAR

Vários factores aumentam a perda de osso residual maxilar posterior após a extração dentária, tais como

➢ Perda de dentes a longo prazo

➢ Trauma

➢ Infeção e

➢ Doença periodontal avançada.

Diminuição da altura óssea vertical (VBH) do alvéolo: O problema da perda óssea é ainda mais complicado com o movimento descendente associado do pavimento do seio (Sogo M et al, 2012).

A causa do movimento descendente do assoalho do seio é o aumento da pneumatização do seio maxilar. O aumento da atividade osteoclástica no periósteo da membrana Schneideriana resulta na expansão dos seios maxilares[41] . Além disso, pensa-se que o aumento da pressão positiva contribui para a atrofia do osso alveolar[42] . **O** resultado final é uma diminuição da altura óssea vertical (VBH) do alvéolo nas áreas edêntulas. Isto cria um problema único para a colocação de implantes após a extração de dentes.

Davarpanah e colegas em 2001[43] classificaram a perda óssea maxilar posterior em várias categorias:

A	Vertical bone loss from within the sinus	A reduced distance from the floor of the sinus to the alveolar ridge crest. However, there is no loss of interocclusal distance.
B	Vertical bone loss of the alveolar ridge	Loss of alveolar ridge below the sinus. There is an increase in interocclusal distance
C	Horizontal bone loss of the alveolar ridge	A loss in buccopalatal width of alveolar bone.
D	Combination subsinus loss	Both vertical and horizontal bone loss.

A má qualidade do osso no maxilar posterior também é normalmente responsabilizada pela diminuição da estabilidade primária do implante e pelo aumento das taxas de insucesso[44] . O osso macio do tipo IV no maxilar posterior tem baixa resistência.

Assim, a diminuição da densidade óssea e o aumento da porosidade da placa cortical no maxilar posterior são características que enfatizam a necessidade de avaliar a qualidade e a quantidade de osso antes de colocar implantes no maxilar posterior[44] .

Por isso, o aumento do seio maxilar está indicado nos seguintes casos:

1. Altura óssea residual inadequada (<10 mm de altura óssea vertical)

2. Alvéolo maxilar posterior atrófico.

Stern A e Green J, no ano de 2012, sugeriram opções de tratamento para diferentes tipos de maxila edêntula[45] [59] .

Indications for sinus lift surgery	Treatment
Edentulous maxilla with severely atrophic maxilla and pneumatized sinus	Open sinus lift via lateral maxilla sinus antrostomy; delayed implant placement
Edentulous maxilla with some remaining alveolar bone (0–4 mm)	Open sinus lift via lateral maxilla sinus antrostomy; delayed implant placement
Edentulous maxilla with some remaining alveolar bone (5–10 mm)	Open sinus lift via lateral maxilla sinus antrostomy; immediate implant placement
Single-tooth edentulous space with 5–7 mm alveolar bone remaining	Open sinus lift via lateral maxilla sinus antrostomy; immediate implant placement
Single-tooth edentulous space with >8 mm bone remaining	Open sinus lift via lateral maxilla sinus antrostomy or closed (crestal approach) osteotome technique; immediate implant placement

CONTRA-INDICAÇÕES PARA O AUMENTO DO SEIO MAXILAR

As contra-indicações da mamoplastia de aumento do seio maxilar podem ser dividididas em[46] :

➢ Contra-indicações gerais dos implantes

➢ Contra-indicações absolutas

➢ Contra-indicações relativas

As contra-indicações absolutas incluem doença geral grave ou incontrolável, radioterapia de grandes doses no maxilar, perturbações mentais, sépsis, tabagismo intenso e alcoolismo grave ou abuso de drogas.

Os factores que constituem **contra-indicações relativas** são lesões locais de tecidos duros ou moles, tais como infeção sinusal, infeção aguda (origem dentária), sinusite crónica recorrente,
condição patológica do seio (pólipo, quisto e tumor), rinite alérgica; história de cirurgia do seio como a operação de Caldwell-Luc; história de radioterapia de baixa dose no maxilar, presença de septos de Underwood/convoluções graves do pavimento do seio, limitações da abertura da boca; má oclusão; e bruxismo grave[46] uso habitual de drogas, álcool e tabaco; diabetes mellitus não controlada e pessoas que sofrem de psicose.

PLANEAMENTO DO TRATAMENTO PARA AUMENTO DO SEIO MAXILAR

Ao planear um procedimento cirúrgico de implante, a primeira tarefa deve ser sempre uma revisão minuciosa do **historial médico** do paciente. Este passo crucial revelará quase sempre a presença de quaisquer complicações médicas e contra-indicações para a cirurgia. ([40]) As principais perguntas a fazer ao doente são:

➢ Tem hipertensão arterial ou diabetes mellitus e, em caso afirmativo, está a tomar medicamentos para o efeito?

➢ Já teve algum problema de hemorragia no passado?

➢ Existe um historial de problemas hemorrágicos na sua família?

➢ Tem antecedentes de doença hepática não alcoólica?

➢ Consome álcool ou toma algum medicamento que possa interferir com a coagulação normal, como aspirina, anticoagulantes, antibióticos de largo espetro ou medicamentos anticancerígenos?

Se o paciente responder afirmativamente a qualquer uma das perguntas acima, devem ser tomadas uma ou mais das seguintes medidas:

➢ Consultar o médico de família do doente. Qualquer intervenção cirúrgica só deve ser efectuada com o consentimento do médico.

➢ Orientar o doente para deixar de consumir álcool e/ou tomar medicamentos que possam interferir com a coagulação 1 a 2 dias antes da cirurgia, uma vez que estas substâncias predispõem o doente para o desenvolvimento de hemorragias graves a partir de um traumatismo mínimo.

O sucesso de um implante dentário depende principalmente do estado de saúde do paciente, ao qual se juntam outros elementos, como a experiência do médico, as técnicas abordadas, os materiais utilizados e os cuidados pós-operatórios. Um historial completo permite identificar a presença de possíveis patologias que exigem um determinado conjunto de exames laboratoriais. As investigações ajudam a identificar contra-indicações absolutas ou relativas, a elaborar um plano de tratamento na fase de preparação para a introdução de implantes.

Os seguintes **exames laboratoriais** são efectuados por rotina antes de qualquer procedimento de aumento do seio maxilar[40] :

1) **Hemograma completo (CBC)**

➤ Hemoglobina (Hb)

➤ Hematócrito

➤ Contagem de eritrócitos

➤ Índices eritrocitários:

• Volume Corpuscular Médio (VCM)

• Hemoglobina corpuscular média (MCH)

• Concentração média de hemoglobina corpuscular (MCHC)

➤ Contagem de plaquetas

➤ Contagem total de leucócitos

➤ Contagem diferencial de leucócitos (neutrófilos, linfócitos, monócitos, eosinófilos, basófilos).

2) **Teste de coagulação sanguínea:**

➤ Tempo de protrombina (TP)

➢ Rácio Normalizado Internacional (INR)

➢ Tempo de tromboplastina parcial activada (aPTT)

➢ Tempo de hemorragia (BT)

➢ Tempo de coagulação (TC)

3)   Testes de glicemia:

➢ Açúcar no sangue aleatório

➢ Glicémia em jejum e pós-prandial

➢ Hemoglobina glicosilada (HbA1C)

Devem ser feitas **considerações radiográficas** para evitar hemorragias graves e outras complicações antes de efetuar um procedimento cirúrgico no seio maxilar. A capacidade de interpretar os pequenos canais no seio maxilar a partir de radiografias convencionais permanece limitada pela sua natureza 2D, o que prejudica a visualização das estruturas e variações dos canais[47] .

Este inconveniente pode ser ultrapassado se a informação for disponibilizada em três dimensões (3D). **A tomografia computorizada de feixe cónico (TCFC)** é uma ferramenta de diagnóstico muito útil, normalmente utilizada para planear procedimentos cirúrgicos buco-maxilo-faciais, com a possibilidade de utilizar uma menor dose de radiação em comparação com a TC médica. As imagens de TCFC fornecem informações valiosas, incluindo a morfologia e disponibilidade óssea em 3D, a presença de patologias concomitantes e a localização de marcos anatómicos importantes[47] [48] .

A radiografia panorâmica pode fornecer uma visão suficiente da altura da crista residual sob o assoalho do seio. Para as características anatómicas, como a parede anterior ou posterior e os septos do seio, a curvatura palatina e o processo pterigoide, é importante considerar que a qualidade da imagem panorâmica depende muito da perícia do radiologista e é uma imagem bidimensional de um volume tridimensional com a sobreposição de estruturas anatómicas. Fortin demonstrou que a utilização de um exame radiológico panorâmico para o planeamento de implantes orais em maxilares severamente reabsorvidos sobrestima a necessidade de um procedimento de aumento do seio maxilar em comparação com a utilização de software de planeamento tridimensional e colocação estratégica de implantes quando existe pouco volume ósseo remanescente. Para além disso, esta tecnologia permite ao cirurgião tirar partido dos septos e da curvatura palatina, uma opção que não é descrita rotineiramente nos procedimentos convencionais[49] .

Ao contrário da radiografia 2D tradicional, a CBCT evita a sobreposição estrutural e a ampliação e distorção da imagem, permitindo assim uma visualização e medição tridimensional (3D) precisa das estruturas dentárias e maxilofaciais, com uma dose de radiação inferior à de uma tomografia computorizada (TC) multislice[50][51] .

A tomografia computorizada de feixe cónico (TCFC) é uma técnica que tem sido proposta para a imagiologia maxilofacial durante a última década, tendo sido relatada pela primeira vez na literatura por Mozzo et al.[52][53] . Um exame de TCFC utiliza um tipo de aquisição diferente da TC. Em vez de capturar uma imagem em fatias separadas, como na TC, a TCFC produz um feixe de raios X em forma de cone que permite capturar a imagem num único disparo. O volume resultante pode ser reformatado para fornecer múltiplas perspectivas de imagens reconstruídas, tais como sagital, coronal e axial, que são semelhantes às imagens tradicionais de MDCT. A TCFC utiliza voxels isotrópicos, o que permite a investigação de dimensões cruzadas e transições entre planos que não sejam planos ortogonais. As estruturas curvas, como as arcadas dentárias, também podem ser examinadas utilizando voxels isotrópicos. Além disso, os custos são mais baixos do que os da TC[53][54].

A CBCT pode também oferecer a vantagem de uma dose de radiação mais baixa do que a TC, especialmente num campo de visão limitado (FOV) e, em particular, na avaliação dos seios maxilares[55]. Deve referir-se que a CBCT pode envolver uma dose de radiação entre 25 e 35 µSv num FOV limitado, ao passo que uma imagem de CBCT de cabeça inteira pode envolver uma dose que varia entre 68 e 1073 µSv, que é semelhante à da TC na dose mais elevada. O risco excessivo é equivalente a entre alguns dias e várias semanas da dose de fundo média per capita[56].

Avaliação dos tecidos duros e moles:

Em 1987, Misch desenvolveu uma classificação para o tratamento da maxila posterior edêntula com base na quantidade de osso disponível abaixo do antro e na largura da crista. As categorias de tratamento variaram desde a categoria 1 de aumento subantral (SA1) até S A4, com base na altura óssea A (>5 mm) e B (2,5-5 mm), com base na largura do rebordo[57] .

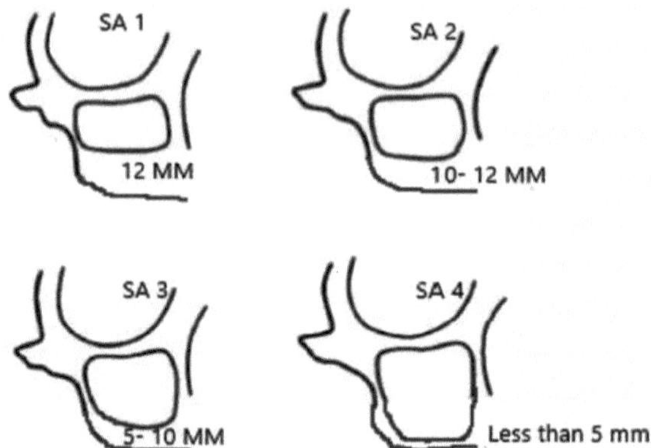

SA1: Tem um osso vertical adequado para implantes, ou seja, 12 mm. Não é necessária qualquer manipulação do seio.

SA2: Tem menos 0-2 mm do que a altura ideal do osso e pode necessitar de correção cirúrgica.

SA3: Tem apenas 5-10 mm de osso abaixo do seio.

SA4: Tem menos de 5 mm de osso abaixo do seio.

O objetivo final da técnica de aumento do seio maxilar é aumentar a altura disponível para a colocação de implantes. Isto é conseguido através das etapas sequenciais de entrada do retalho, acesso à janela da cavidade sinusal, elevação da membrana Schneideriana para criar um espaço confinado para a colocação do material de enxerto, colocação do material de enxerto, colocação da membrana de barreira e fecho do retalho.

Tradicionalmente, o sucesso do procedimento de elevação do seio maxilar é determinado pela quantidade de formação de osso vital após a maturação do enxerto e pela taxa de sobrevivência a longo prazo dos implantes colocados nessa região[58] . São normalmente utilizadas duas abordagens: a técnica da janela lateral e a técnica de intrusão com osteótomo[59] [60] .

Este último está indicado quando estão presentes pelo menos 5-6 mm de osso alveolar, mostrando um ganho de 4-8 mm na altura do osso, e existe osso suficiente para estabilizar o implante [61] .

A técnica da janela lateral é indicada quando são necessários grandes ganhos ósseos em maxilares severamente reabsorvidos; os implantes podem ser instalados imediatamente se for obtida estabilidade primária, ou após a cicatrização óssea[62] [63] .

Com base nos bons resultados cirúrgicos relatados na literatura[64] [65] [66] [67] [68] , que levaram a que a elevação do seio maxilar fosse descrita como um "procedimento eficaz" durante a Conferência de Consenso sobre o Seio Maxilar em 1996[69] , tem havido um aumento considerável no número de candidatos edêntulos a este procedimento que procuram a restauração completa da função mastigatória. No entanto, antes de efetuar uma elevação do seio maxilar, os cirurgiões têm de considerar o seu impacto na fisiologia do seio maxilar, de modo a evitar complicações indesejáveis que possam comprometer um resultado positivo.

CONSENTIMENTO INFORMADO

Tal como acontece com todos os procedimentos cirúrgicos, deve ser efectuada uma discussão sobre o consentimento informado antes do início do procedimento. A discussão deve incluir os elementos habituais do processo de consentimento informado, incluindo os riscos, benefícios e alternativas ao procedimento, bem como os riscos da alternativa ao procedimento (40).

Normalmente, os riscos do enxerto do seio maxilar incluem dor, hemorragia no local da incisão, infeção (aguda e/ou crónica), inchaço, falha do enxerto, necessidade de cirurgia futura, hipestesia, parestesia e/ou disestesia.

Os fumadores devem ser informados de que, embora o procedimento de enxerto possa ser bem sucedido, correm um maior risco de fracasso do implante se continuarem a fumar.

O benefício do procedimento é a capacidade de eventualmente reconstruir a maxila edêntula. Embora este benefício seja óbvio, deve ser claramente indicado como parte desta discussão, de modo a que o doente saiba claramente qual a indicação para a cirurgia[40] .

Para além disso, é importante salientar que esta cirurgia é completamente eficaz e que, após considerar as alternativas possíveis, a decisão de prosseguir é exclusivamente do paciente. É também imperativo sublinhar que o período de tempo esperado desde este procedimento até à restauração dentária pode normalmente exceder 1 ano, bem como os custos associados a todos os procedimentos adicionais. Estão disponíveis vídeos educativos para os pacientes, que fornecem uma visão geral multimédia do processo de consentimento informado, podendo assim ajudar a compreender conceitos difíceis. A utilização de outros recursos visuais, como modelos e gráficos de rádio, também ajuda.

ABORDAGEM CIRÚRGICA PARA AUMENTO DO SEIO MAXILAR

O tipo de elevação e aumento do seio maxilar que um cirurgião opta por utilizar num determinado paciente depende da preferência do cirurgião, bem como da anatomia do paciente. Os factores anatómicos do paciente incluem a altura do osso residual e a quantidade de elevação pretendida. Existem duas abordagens principais para a elevação do pavimento do seio maxilar: Abordagem direta e indireta. Técnica da janela direta-lateral

indireta - elevação do pavimento sinusal com osteótomo

(I)   TÉCNICA DA JANELA DIRECTA/LATERAL [70]

A elevação da membrana Schneideriana para aumento do seio maxilar foi apresentada pela primeira vez por Tatum (1977), utilizando osso autógeno da crista ilíaca. Na técnica da janela lateral, é criada uma abertura no seio maxilar para elevar a membrana Schneideriana do fundo do seio e colocar um enxerto ósseo no espaço imediatamente acima do osso alveolar existente. A elevação do seio maxilar pela janela lateral é um procedimento de aumento amplamente utilizado que permite a colocação de um implante de comprimento adequado na parte posterior do maxilar, onde a qualidade do osso é frequentemente fraca.

A elevação da janela lateral do seio maxilar exige que os clínicos dependam principalmente de sensações tácteis para realizar a elevação da membrana do seio maxilar. Por conseguinte, a formação pré-clínica é essencial neste tipo de procedimento médico para reduzir o erro humano.

Nesta técnica, a membrana do seio é diretamente visualizada e instrumentada através da janela criada na parede lateral do seio maxilar.

Seguem-se as etapas da técnica da janela direta/lateral:

1)   Anestesia - Bloqueio dos nervos infraorbitário, alveolar superior posterior e palatino maior. Anestesia subperiosteal por infiltração lenta (velocidade 1 ml/min)

2)   Incisão - As incisões nos tecidos moles devem proporcionar espaço adequado para a criação da janela lateral A incisão vertical anterior deve ser, pelo menos, 10-15 mm anterior à parede do seio para assegurar que os tecidos moles estão sobre o osso. Em seguida, é efectuada uma incisão na crista média/palatina com uma lâmina 15C que liga a incisão vertical. É desejável efetuar a incisão horizontal em tecido queratinizado para facilitar a sutura. O retalho de espessura total é refletido para aceder à fossa canina imediatamente abaixo do forame infra-orbital, ao contraforte do arco zigomático e à parede lateral posterior do maxilar. Durante a elevação do retalho de espessura total, o elevador deve estar aderente à superfície óssea, de modo a que o periósteo permaneça inalterado.

3)   Janela lateral/antrostomia-

Gestão de tecidos duros

Contorno da janela óssea:

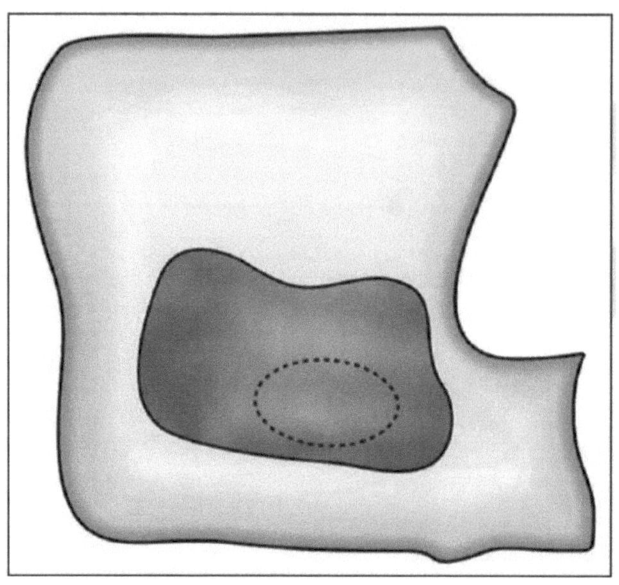

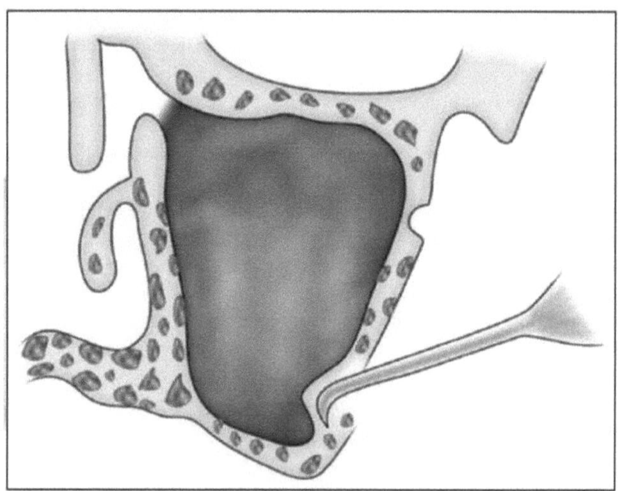

O contorno da janela é preparado no aspeto lateral do alvéolo bucal. O tamanho da janela é determinado pela área a ser enxertada na face lateral do alvéolo bucal. A osteotomia (janela) pode ser oval ou retangular.

O contorno inferior do tecido duro da janela deve estar cerca de 3-5 mm acima do fundo do seio.

O tamanho do rebordo da janela superior é determinado pelo comprimento do implante. O bordo mesial pode ser alargado até à distal do canino e o bordo distal pode ser alargado até à região da tuberosidade, de modo a obter uma via de colocação do implante mesio-distal adequada.

Após a elevação do retalho, é utilizado um lápis número 2 esterilizado para demarcar o contorno da janela da parede lateral na placa óssea vestibular. A posição da antrostomia é determinada pelo tamanho e localização do seio maxilar. O contorno coronal da janela dependerá da altura do enxerto, do comprimento do implante a ser colocado e da localização da artéria alveolar superior posterior. O contorno apical da janela deve estar aproximadamente 3 mm acima do fundo do seio. O contorno mesial da janela deve ser o mais próximo possível da parede anterior e o contorno distal dependerá do número de implantes a colocar. A localização da janela deve ser de 20 mm mesiodistalmente e 15 mm apicocoronalmente, o que é suficiente para garantir um acesso cirúrgico fácil. Quando o nível de experiência do cirurgião aumenta, este pode facilmente elevar a membrana com um acesso reduzido e pode ser efectuada uma janela de acesso mais pequena e mais conservadora. Isto manterá uma grande fonte de fornecimento de sangue à parede lateral e aumentará a maturação do enxerto. Peça de mão de alta velocidade: com uma broca de diamante número 8, é utilizada para delinear a janela até ser visível uma tonalidade azulada com uma pincelada suave ou com um pincel. A forma da janela é normalmente oval e não deve ter arestas vivas que possam causar a perfuração da membrana. São utilizados tampões ósseos para fraturar a janela de acesso ósseo ao seio. A antrostomia pode ser elevada ou completamente removida. É elevada quando existe um bom acesso cirúrgico e a espessura da parede cortical é inferior a 2 mm. É completamente removida quando o acesso cirúrgico é difícil, na presença de septos e em seios rasos.

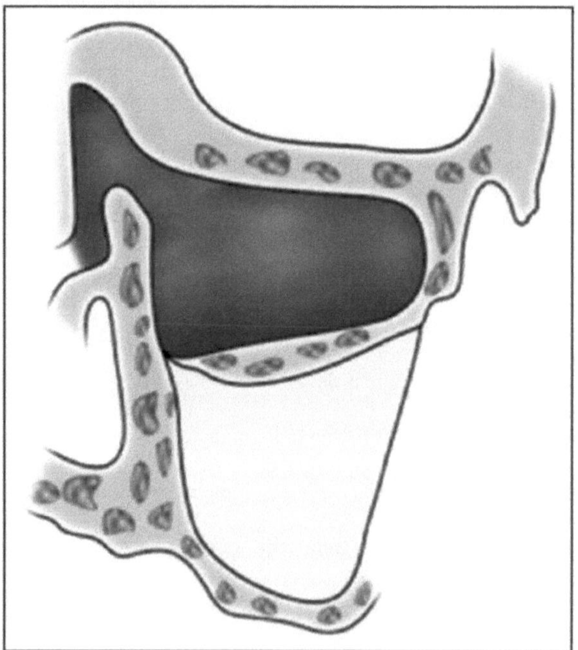

4)   Elevação da membrana sinusal - Separar a membrana sinusal com um instrumento rombo. A elevação deve ser precedida apenas quando a membrana se

desprender. A membrana deve ser elevada cuidadosamente, começando no fundo do seio e estendendo-se depois para as paredes anterior e posterior com a ajuda de curetas sinusais. A elevação final é efectuada até à parede medial, até à altura total da colocação prevista do enxerto. A integridade da membrana sinusal pode ser testada pedindo ao doente que inspire profundamente enquanto observa a elevação da membrana.

5)	Preparação do local do implante - Se houver um mínimo de 3-4 minutos de osso crestal residual de boa qualidade, é possível colocar implantes em simultâneo ou então colocar o implante após 4-6 meses. Uma vez que o osso maxilar é um osso de baixa densidade, sub-dimensionar o local da osteotomia do implante. Proteger a membrana do seio maxilar com um elevador periosteal para evitar danos com brocas.

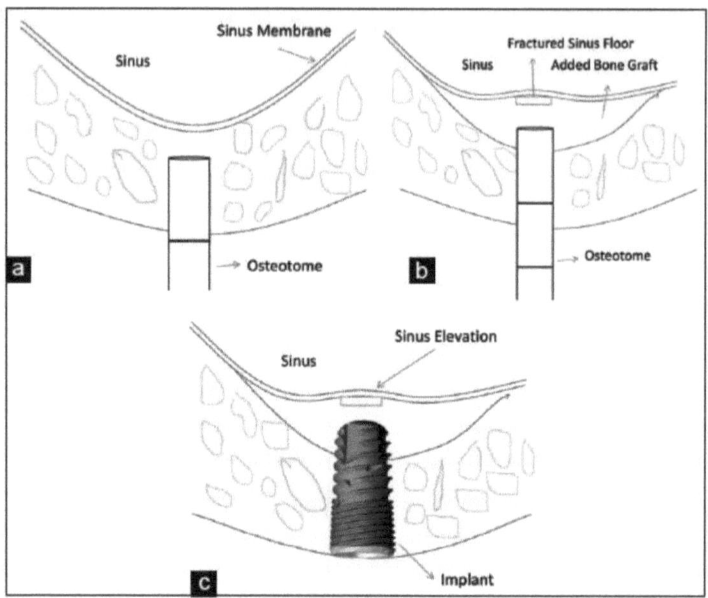

6)	Colocação do enxerto - a membrana do seio deve ser protegida com uma membrana de colagénio. Os implantes são colocados nos locais de implante preparados. Os enxertos ósseos são colocados primeiro nas últimas áreas acessíveis. Os recessos anteriores e posteriores são preenchidos primeiro, seguidos da área ao longo da parede medular do seio. Não compactar o enxerto ósseo com demasiada força, uma vez que isso impede a vascularização. Muitos autores demonstraram que o levantamento do seio maxilar pode ser efectuado utilizando a abordagem lateral com sangue total como único material de preenchimento com resultados promissores.

7) Colocação da membrana: A membrana reabsorvível é colocada sobre a janela. A membrana de colagénio adere ao osso, não necessitando de parafusos de fixação nem de ser removida.

8) SuturaFecho da incisão: Sutura de monofilamento não reabsorvível e suturas horizontais em colchão são utilizadas para suturar o retalho (não requer qualquer avanço).

(II) **TÉCNICA DE OSTEÓTOMO INDIRETO / ABORDAGEM CRESTAL / também conhecida como ABORDAGEM TRANSALVEOLAR** (12)

Os casos com uma altura de osso alveolar residual de 6-8 mm são normalmente escolhidos para o aumento indireto do seio.

1)   O local do implante é exposto sob anestesia local.

2)   A incisão foi colocada palatalmente à crista alveolar e teve um comprimento suficiente para expor todos os locais dos implantes. Foram efectuadas duas incisões verticais de libertação na extensão anterior e posterior da incisão inicial para permitir uma reflexão vestibular adequada e sem tensão do retalho de tecido mole. O retalho mucoperiosteal foi elevado a partir da incisão para vestibular e superiormente, tendo o cuidado de não perfurar o retalho na crista alveolar.

3)   O local do implante é perfurado com uma broca piloto ou inicial para estabelecer um eixo para o implante.

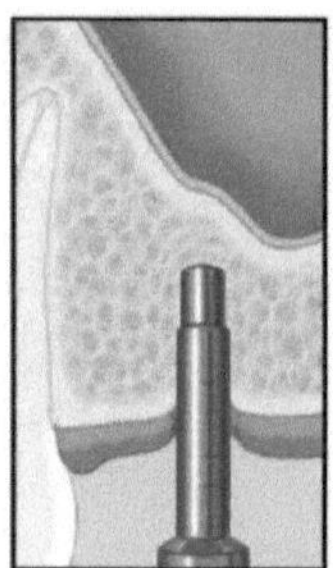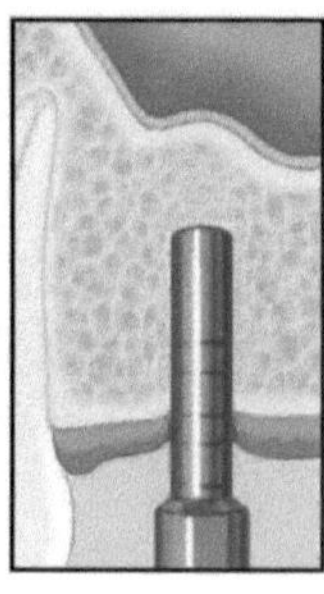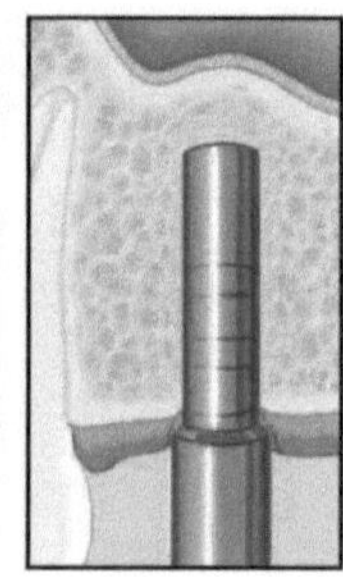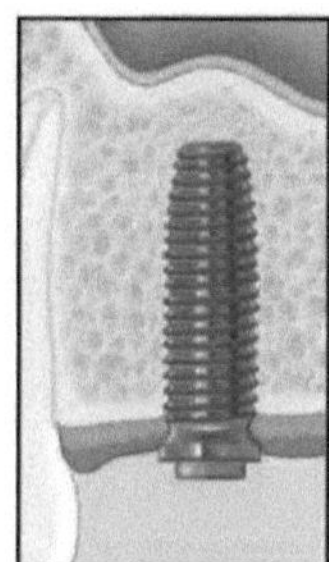

Após a broca inicial, são utilizadas brocas subsequentes de maior diâmetro para alargar o local recetor do implante, correspondendo ao diâmetro do implante. A altura da broca é mantida 2 mm abaixo do pavimento do seio. A elevação indireta do seio maxilar é feita através da inserção de um osteótomo de calibre correto e da utilização de instrumentos de diâmetros sucessivamente maiores, até que o pavimento do seio maxilar seja fracturado e elevado.

4)   O pavimento do seio é levantado cuidadosamente por fratura do pavimento, separado da membrana Schneideriana sem danificar a membrana, utilizando um martelo cirúrgico com força controlada. Se necessário, é inserido material de enxerto autógeno no interior do alvéolo. O material é gradualmente deslocado apicalmente com a ajuda de instrumentos de maior diâmetro, levantando assim a membrana e condensando o material de enxerto abaixo do pavimento elevado do seio.

5)   Este pavimento sinusal também pode ser levantado através de uma fratura em vara verde com osteótomos de topo plano que ajudam a transportar e a empurrar o pavimento juntamente com o material de enxerto. Os osteótomos modificados são instrumentos que ajudam a levantar a membrana do seio sem perfuração.

6)   O implante pode ser colocado imediatamente no local preparado.

7)   São utilizadas suturas Vicryl 3-0 para fechar a ferida cirúrgica. São prescritos antibióticos, anti-inflamatórios e descongestionantes nasais durante 5 dias. Os pacientes são monitorizados periodicamente, tanto clínica como radiologicamente.

(III)   FUGAZZOTTOᵗ S TECHNIQUE [71]

Com 4 mm ou menos de osso pré-existente, recomenda-se a inserção tardia dos implantes. Sugere-se um protocolo em duas fases, sendo o procedimento inicial concebido para gerar osso adicional. Esta cirurgia é designada por future site development (FSD). O osso autógeno é reposicionado juntamente com a membrana, proporcionando uma fonte contínua de células vivas e proteínas morfogénicas ósseas. Este osso recolocado ainda está ligado ao seu fornecimento de sangue na membrana Schneideriana, e assim deve permanecer. Com uma deslocação conservadora, o osso reposicionado e as paredes laterais cortadas têm potencial para uma cicatrização mais rápida do que o osso triturado que foi removido do seu fornecimento de sangue. Os implantes podem ser colocados 7 a 8 meses após a DSF.

Fugazzotto descreveu uma técnica semelhante que utiliza trefinas de vários diâmetros externos seguidas de um osteótomo para implodir um núcleo de osso alveolar posterior maxilar antes da colocação de materiais regenerativos, antecipando a colocação subsequente de implantes.

Técnica:

1)   É feita uma incisão e o retalho mucoperiosteal é refletido.

2)   Uma broca de trefina calibrada com o maior diâmetro externo possível, sem comprometer os ângulos de linha vestibular e palatina do rebordo alveolar residual, é colocada no local do aumento previsto e da subsequente colocação do implante.

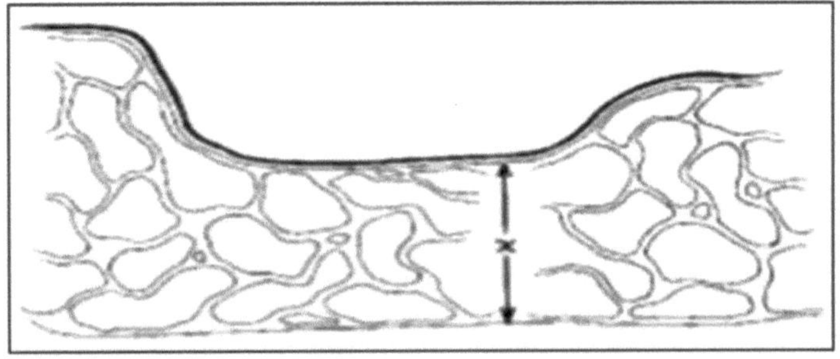

3)   Utilizando radiografias pré-operatórias e uma morfologia da crista

residual como guia, a trefina é utilizada para preparar o local até 1-2 mm da

membrana sinusal a uma velocidade de corte máxima de 500 rpm.

4)   É selecionado um osteótomo calibrado para corresponder ao diâmetro da

preparação da trefina.

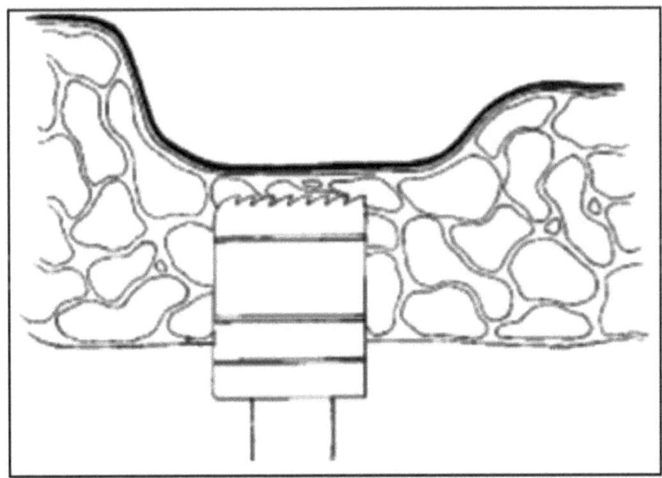

5)   O osteótomo é utilizado sob forças de maleabilização suaves, para implodir o

núcleo ósseo da trefina até uma profundidade aproximadamente 1 mm inferior à

do local preparado. Estas medições foram possíveis graças à calibração tanto da

trefina como do osteótomo.

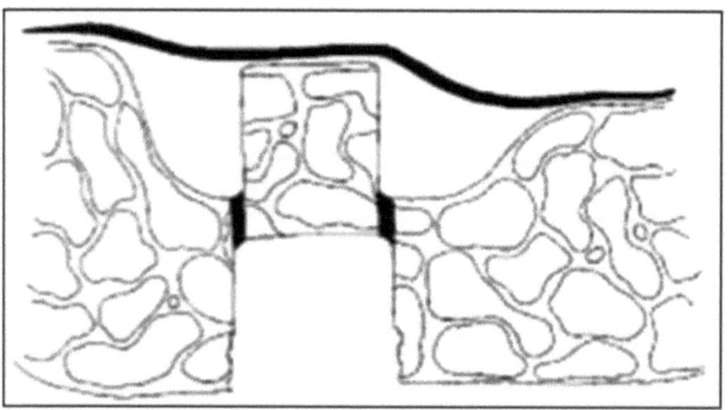

6)   O local da osteotomia é suavemente preenchido com enxerto ósseo e a

membrana é estimulada.

7)   Os retalhos mucoperiostais são substituídos e suturados.

8)   Os locais serão reintroduzidos aproximadamente 4 a 5 meses após a cirurgia e

os implantes serão colocados.

(IV) TÉCNICA DE ELEVAÇÃO DO BALÃO DA MEMBRANA ANTRAL (AMBE) [13] [14] [] [72]

A elevação transcrestal do seio maxilar utilizando a técnica do balão sinusal baseia-se no procedimento transcrestal com osteótomo descrito por Summers em 1994. A vantagem da técnica do balão é que pode ser utilizada na presença de 3 mm ou mais de osso residual, enquanto a elevação transcrestal convencional utilizando osteótomos requer um mínimo de 6 mm de osso crestal residual. Muronoi et al., em 2003, e Soltan et al., em 2005, descreveram a utilização do balão sinusal na elevação direta do seio, colocando-o através de uma janela na parede lateral do seio. Kfir et al. em 2006 descreveram a elevação transcrestal do seio maxilar utilizando a técnica do balão sinusal, colocando enxertos ósseos e implantes dentários no mesmo passo cirúrgico.

A operação com balão e o procedimento de enxerto aqui descritos podem ser utilizados para aumentar um rebordo severamente atrófico e não dependem da altura do rebordo acessível, como acontece com a abordagem crestal, que utiliza trefinas e osteótomos. O requisito aqui é uma altura óssea inicial de pelo menos 4 a 6 mm.

Técnica:

1)   Um procedimento cirúrgico de rotina de incisão e reflexão do retalho mucoperiosteal de espessura total foi efectuado como na abordagem pela janela

lateral.

2)	A osteotomia do osso bucal é efectuada com uma trefina de 5 mm ou um diamante redondo #8.

3)	Uma vez atingida a tonalidade azulada, a fenestração óssea resultante é suavemente pressionada para dentro, levando consigo a membrana subjacente.

4)	É necessária uma cureta de colher grande ou um elevador de Freer afiado modificado para elevar a membrana do assoalho antral. Esta dissecção deve progredir até à parede medial do seio.

5)	Antes de inserir o balão, este deve ser insuflado com 3-4 ml de soro fisiológico esterilizado para verificar se existem fugas. Em seguida, esvazia-se o balão e coloca-se contra o fundo do seio.

6)	Na junção das paredes medial e lateral, o balão feito de material de látex é colocado e insuflado com 2 a 4 ml de solução salina estéril e, à medida que se expande, a membrana é elevada.

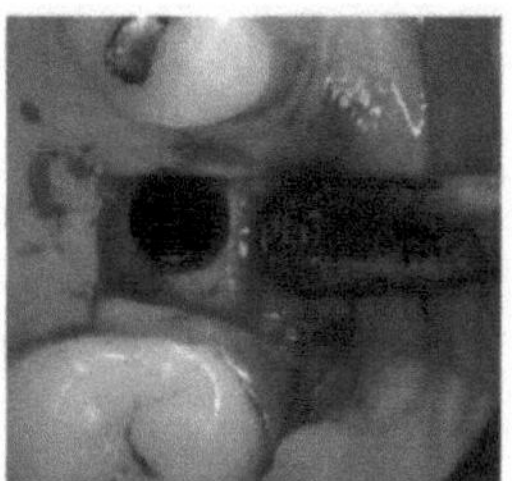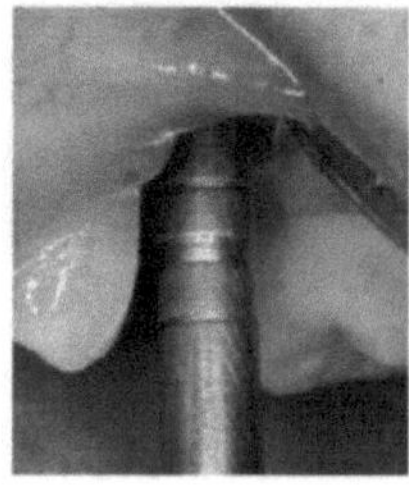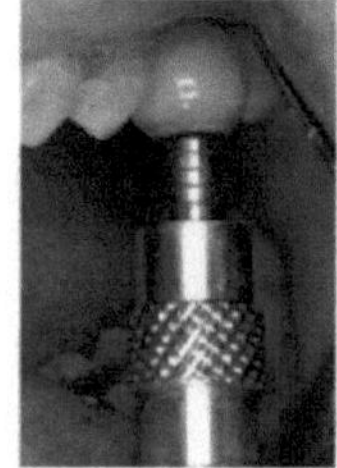

7)	Esta técnica oferece uma garantia óptima de que o epitélio frágil será sujeito a um trauma mínimo. Após a obtenção do espaço antral resultante, o balão é então desinsuflado e removido.

8) Uma membrana de colagénio reabsorvível embebida em plasma rico em plaquetas (PRP) é colocada sob a membrana sinusal elevada.

9) O espaço criado pelo balão expandido é enxertado com um xenoenxerto ou aloenxerto adequado. O enxerto é depositado no vazio antral e condensado de forma solta. A compactação frouxa é continuada até que a parede lateral do seio seja reconstruída.

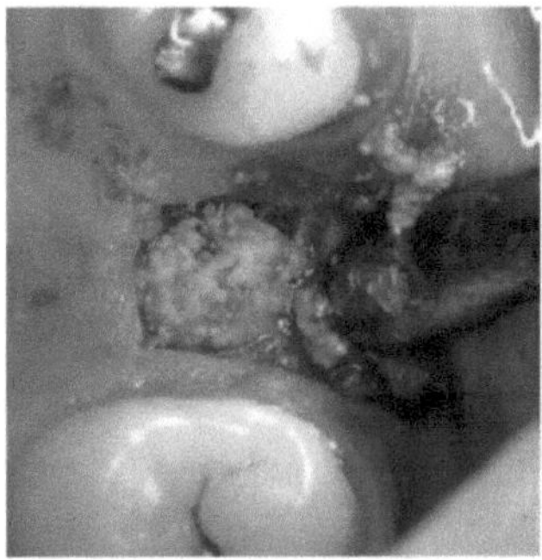 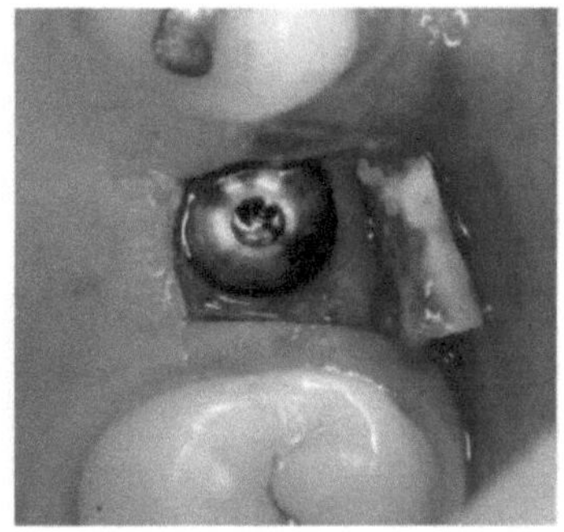

10) É cortada uma membrana de regeneração óssea, humedecida com PRP ou antibiótico aquoso e colocada sobre a janela da parede lateral.

11) Os retalhos mucoperiosteais são reposicionados e suturados.

12) Após o AMBE, os implantes são colocados em simultâneo com o enxerto.

(v) TÉCNICA DE PRESSÃO Hidráulica [5]

A técnica de pressão hidráulica foi proposta por Sotirakis e Gonshor em 2005. Esta técnica segue o método de Summer para atingir o fundo do seio e fracturá-lo, aplicando osteótomos numa sequência específica. Em seguida, a injeção de solução salina normal sob pressão hidráulica por baixo da membrana Schneideriana, com uma seringa devidamente adaptada, provoca simultaneamente o descolamento e a elevação da membrana. Antes da aplicação clínica humana, o método foi demonstrado em cadáveres humanos.

Foi seguido o seguinte método para a elevação do pavimento do seio:

1) Em seguida, é feita uma incisão ao longo da crista alveolar, juntamente com a retração do retalho bucal e palatino.

2) O fundo do seio é então abordado, com a ajuda de osteótomos (com o bordo de trabalho convexo) ou brocas, dependendo da densidade óssea da crista alveolar remanescente.

3) A altura da crista alveolar residual é determinada radiograficamente. Os osteótomos consistiam tanto nos osteótomos de passo, n.ºs 1,6 (2 mm), 2 (2,8 mm), 2,8 (3,3 mm), e 3,3 (4 mm), com um bordo de trabalho graduado, como nos osteótomos finais de 3,3 ou 4 mm com bordo reto. Utilizando estes osteótomos numa série de diâmetros crescentes, o osso do fundo do seio é fracturado suavemente.

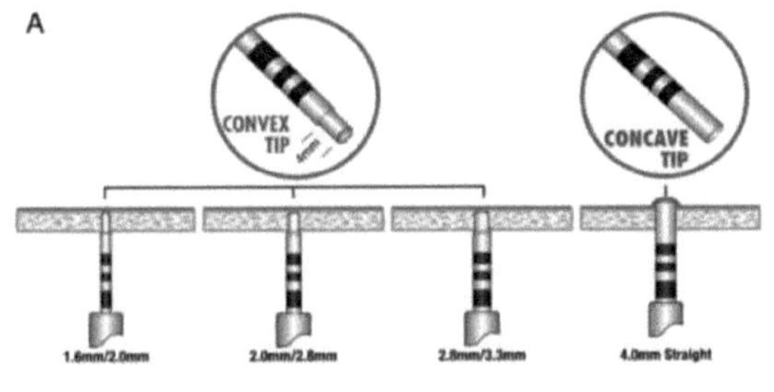

4) Para conseguir uma abertura total da osteotomia ao longo de todo o seu diâmetro, bem como para proteger a membrana de um inchaço excessivo que, nesta fase, poderia criar uma perfuração, utilizam-se os osteótomos concentradores de osso laterais correspondentes, com um bordo côncavo, para alargar a abertura. Através de batidas suaves, limpeza e ligeira pressão sobre a membrana ao longo dos seus bordos flexíveis, a membrana é separada da abertura nos bordos.

5) O passo seguinte consiste em descolar e levantar a membrana com pressão hidráulica. É utilizada uma seringa de plástico com um bocal curvo, adequada para a irrigação do alvéolo após a extração do dente. O bocal da seringa pode ser facilmente cortado no comprimento desejado com um bisturi. Para uma abertura de osteotomia de 4 mm, a ponta do bocal é cortada num comprimento ligeiramente inferior a 4 mm.

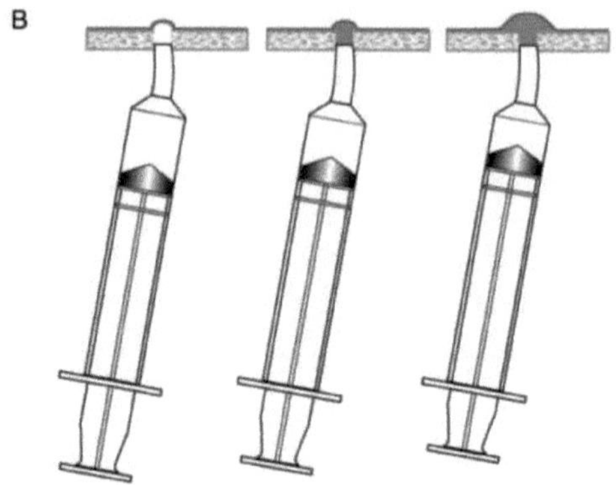

6) O bocal é aplicado na cavidade óssea, mantendo a ligação hermética. Depois de encher a seringa com soro fisiológico normal e de extrair completamente o ar, o êmbolo da seringa é premido lentamente. É escolhida uma solução salina isotónica normal, dada a possibilidade de o fluido penetrar em alguns pequenos vasos sanguíneos no osso esponjoso ou na membrana.

7) O fluido infiltra-se sob a membrana e separa-a do pavimento ósseo do seio e, devido à pressão hidráulica, começa a criar uma elevação.

8) Quando a seringa de elevação hidráulica é retirada do osso, o fluido passa através do local da osteotomia para a cavidade oral.

9) Com a administração de 3 ml de solução salina normal, ocorre uma elevação suficiente para a colocação de material de enxerto e implantes de 10 a 13 mm de altura.

10) Os enxertos, autógenos ou em combinação com aloenxertos, devem ter uma

textura suficientemente fina para permitir a sua fácil introdução no espaço submembranar através da cavidade óssea.

VI)   TÉCNICA DE PRESSÃO DE GEL [20] [21]

A técnica Gel-Pressure (GPT) foi desenvolvida por George Watzek e a sua equipa em Viena, em 2009. Trata-se de um procedimento minimamente invasivo para elevar a membrana sinusal através de uma cirurgia sem retalhos.

1)   Antes da cirurgia, é preparada uma férula cirúrgica. Em seguida, é verificada a sua colocação correcta e fixada no local com 3 pinos de estabilização horizontais.

2)   É efectuada uma punção de tecido mole com 4,1 mm de diâmetro no local de elevação planeado sem retração do retalho mucoperiosteal.

3)   As brocas canhão de 3,3 mm de diâmetro com irrigação interna são utilizadas para osteotomias transcrestais para perfurar o pavimento ósseo do seio. São aplicados batentes de profundidade de perfuração para reduzir o comprimento da broca canhão para a profundidade de perfuração pré-planeada; no entanto, se não for criada qualquer abertura óssea no pavimento do seio através da primeira osteotomia, a profundidade de perfuração é aumentada em 0,5 mm até se conseguir perfurar o pavimento ósseo do seio.

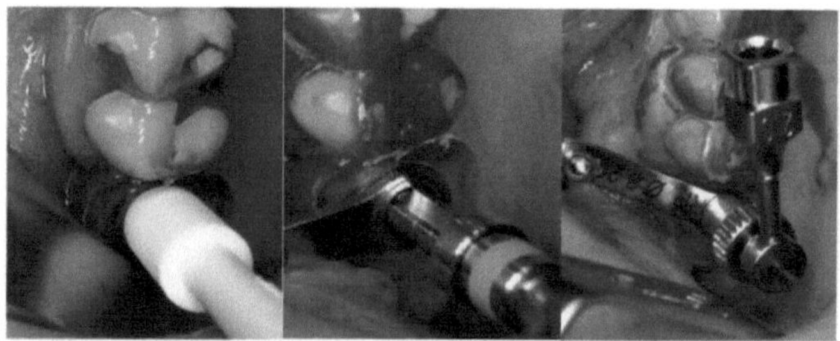

4)   A integridade da mucosa do seio foi então avaliada por exame visual direto, bem como pela manobra de Valsalva.

5)   Em seguida, um bocal de injeção especialmente concebido é inserido na osteotomia e posicionado 1 mm abaixo do fundo do seio ósseo.

Um anel de vedação de silicone na ponta do bocal é comprimido por rotação de uma porca de parafuso para obturar firmemente a osteotomia e fixar o bocal no lugar.

6)   Sob pressão controlada, é administrado um gel radiopaco através do bocal de injeção para separar e elevar a membrana Schneideriana do fundo do seio ósseo.

7)   A integridade da membrana do seio maxilar é avaliada numa radiografia periapical intra-operatória, após a qual o gel radiopaco é lavado.

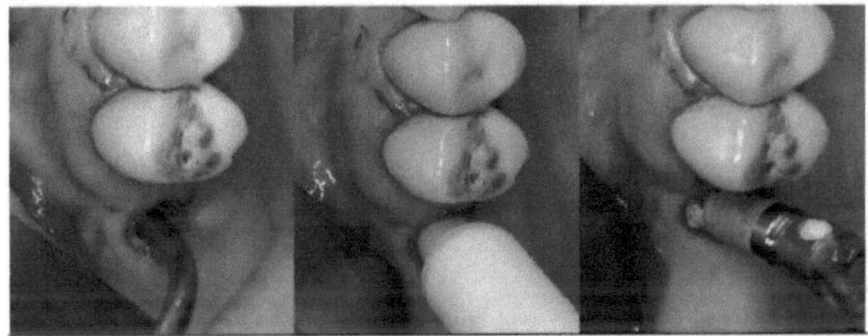

8)   São administradas quantidades iguais de material de substituição óssea de hidroxiapatite nanocristalina através da osteotomia transcrestal e os implantes são colocados e sujeitos a cicatrização transmucosa.

VII)   TÉCNICA DE PIEZOCIRURGIA [18] [19]

A piezocirurgia, uma técnica relativamente nova inventada pelo Professor Vercelloti em 1988, oferece vantagens e ultrapassa as limitações da instrumentação tradicional na cirurgia óssea oral, modificando e melhorando a tecnologia de ultra-sons convencional. O princípio básico da piezoeletricidade baseia-se em microvibrações ultra-sónicas[73] .

A osteotomia piezoeléctrica da janela óssea e a elevação da membrana sinusal (PBWO e PSME) simplificam radicalmente a cirurgia do seio maxilar, reduzindo a possibilidade de complicações pós-operatórias e tornando os resultados comparáveis aos obtidos com uma técnica de implante padrão[74] .

A vantagem da osteotomia piezoeléctrica consiste em cortar a janela óssea com grande simplicidade e precisão, evitando o risco de perfurar a membrana graças à forma dos bisturis ósseos que trabalham com vibrações moduladoras ultra-sónicas. Isto deve-se à cessação da ação cirúrgica quando o bisturi entra em contacto com o tecido não mineralizado.

A utilização subsequente dos elevadores piezoeléctricos levanta a membrana sem risco elevado de perfuração, mesmo em situações anatomicamente complexas. A separação do endósteo do osso plano é conseguida pelas vibrações ultra-sónicas do elevador piezoelétrico que actua na parte interna das paredes ósseas do seio e pela pressão hidropneumática de uma solução fisiológica sujeita a cavitação piezoeléctrica.

Em 1998, Torrella et al. descreveram um risco reduzido de perfuração da membrana schneideriana utilizando instrumentos de ultrassom normais para a abertura da janela óssea.

Os instrumentos ultra-sónicos têm a vantagem de não funcionarem quando tocam nos tecidos moles (e, portanto, não causam danos nos nervos). No entanto, os instrumentos piezocirúrgicos permitem a elevação da membrana sinusal, o momento mais difícil da cirurgia de elevação do seio maxilar, especialmente na depressão molar-sinusal.

A separação do endósteo do osso plano é conseguida através de inserções especificamente concebidas que funcionam na parte interna das paredes do osso sinusal e pela pressão hidropneumática da solução fisiológica sujeita a cavitação piezoeléctrica[73] .

O procedimento cirúrgico utilizando o dispositivo piezoelétrico que demonstra a elevação do seio após uma **abordagem lateral** é o seguinte:[74] :

1) Com a lâmina do bisturi 15c, efectua-se uma incisão horizontal crestal no topo da crista a partir da face distal do maxilar, continuando mesialmente até atingir um ou dois dentes anteriores, onde se efectua uma incisão vertical de libertação.

2) É efectuada outra incisão de libertação no aspeto distal sob o ducto parotídeo. É levantado um retalho da espessura vestibular total, caracterizado por um amplo fornecimento vascular mesial e distal. As partes mais apicais das duas incisões são

unidas por uma incisão periosteal horizontal para dar maior elasticidade ao retalho mucoso na fase de sutura.

3) **Osteotomia piezoeléctrica de janela óssea:**

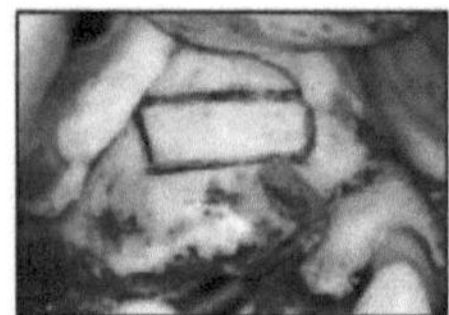 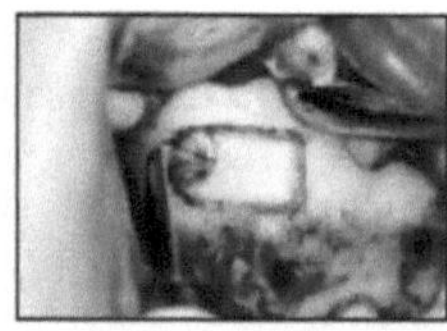 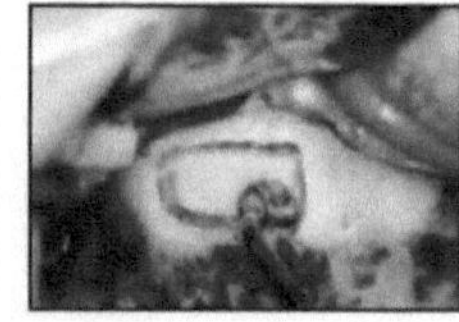

i.   Para abrir a janela do seio maxilar, é efectuado o seguinte procedimento cirúrgico. Com o bisturi n.º 1 do sistema Sinus Lift, traça-se um contorno. Inicia-se com a incisão horizontal mais coronal, com um comprimento de aproximadamente 14 mm, posicionada cerca de 3 mm apicalmente ao osso residual da crista. São efectuadas duas incisões verticais de 6 a 7 mm, unidas na parte superior por outra incisão horizontal.

ii.   A janela óssea é efectuada na área do segundo pré-molar-primeiro molar. Isto produz uma janela óssea na qual a moldura é representada pela membrana Schneideriana. Nesta altura, a osteotomia é completada com o arredondamento dos ângulos da janela.

4) **Elevação piezoeléctrica da membrana sinusal:**

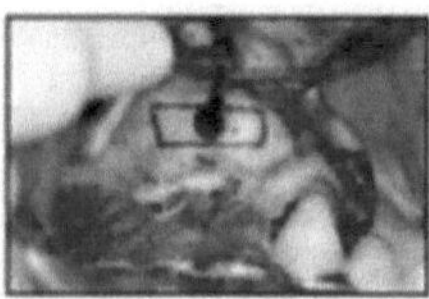 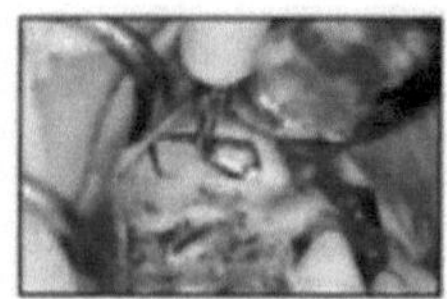 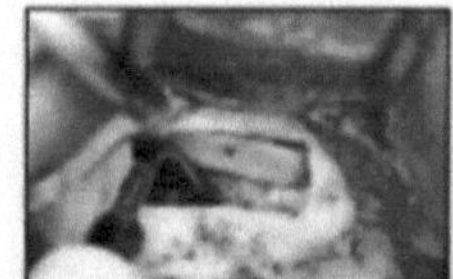

i. O inserto n.º 2, um compressor com a forma de um cone invertido, é inserido no bordo da estrutura da membrana exposta pela osteotomia. Separou facilmente os bordos em cerca de 2 mm.

ii. Nesta altura, a inserção n.º 3 (um elevador periosteal angular com bordos arredondados) ou a n.º 4 (um elevador periosteal reto), dependendo da situação anatómica, é utilizada pela seguinte ordem.

iii. A primeira fase da elevação da membrana começa na posição apical. A separação da membrana na direção apical depende do comprimento dos implantes que serão colocados na segunda cirurgia. A inserção é direccionada para a superfície mesial, separando a membrana até encontrar as paredes anteriores do seio. Em seguida, o inserto é direcionado para as paredes distais, separando a membrana para obter o volume necessário para o enxerto para construir o futuro local do implante. Finalmente, a inserção é direccionada para a posição crestal, onde é possível encontrar aderências, particularmente nas profundidades das depressões molares.

iv. Esta manobra é efectuada em último lugar, de modo a permitir a separação do pavimento da membrana sem tensão, tendo já separado a membrana dos outros lados da janela.

v. A membrana é então elevada através de uma combinação da ação mecânica dos elevadores piezocirúrgicos e da solução fisiológica de alta pressão que é bombeada para fora do próprio elevador.

5) O procedimento de aumento do seio maxilar é então realizado com enxerto ósseo autógeno.

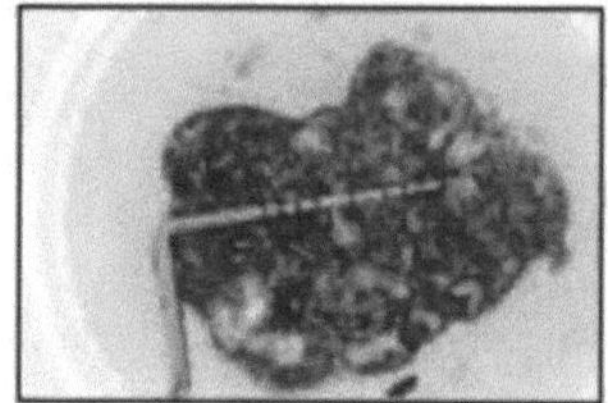

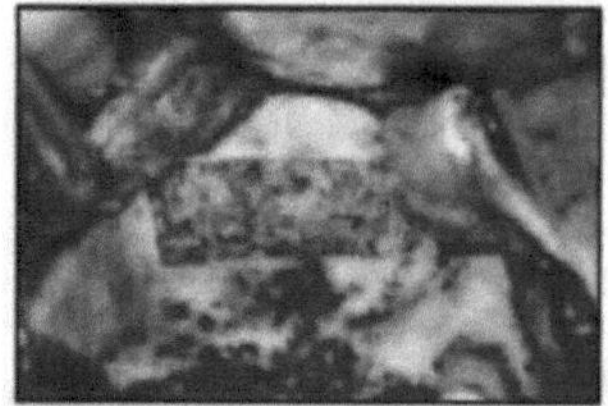

6) Após a realização do enxerto ósseo, uma membrana bioabsorvível é posicionada para cobrir a janela óssea e é fixada ao osso com parafusos e suturas horizontais.

7) O caso é avaliado após 6 meses com exames de TC com um stent cirúrgico e, posteriormente, são colocados implantes.

Sohn et al, em 2004, apresentaram uma técnica de aumento do pavimento do seio maxilar com um dispositivo piezoelétrico utilizando a **abordagem transalveolar/crestal**[19] .

A técnica de elevação piezoeléctrica do seio interno (PISE) rompe o pavimento do seio para expor a membrana do seio com uma possibilidade mínima de perfuração da membrana do seio.

A técnica cirúrgica é a seguinte:

1) Na técnica PISE, é utilizado um dispositivo piezoelétrico ultrassónico ao qual está acoplada uma ponta especializada para romper o pavimento do seio (Figs. 1, A e B). Ambas as pontas têm 2,8 mm de largura e 4 mm de altura. Uma ponta piezoeléctrica do tipo carboneto é mais potente e eficaz para a osteotomia do que uma ponta cilíndrica revestida a diamante.

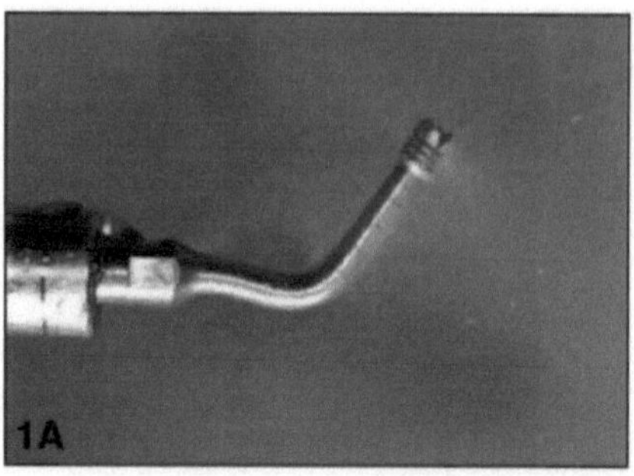

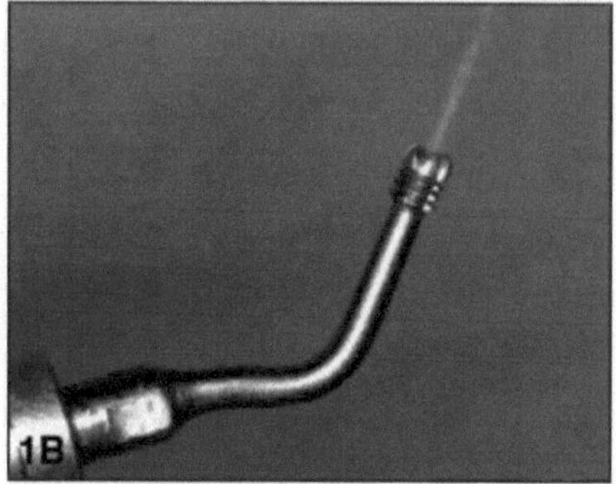

2) A pressão hidráulica da solução salina irrigada interna ou externamente à membrana do seio faz com que a membrana se desprenda facilmente do assoalho do seio (Figs. 2, A e B), e a perfuração da membrana é rara.

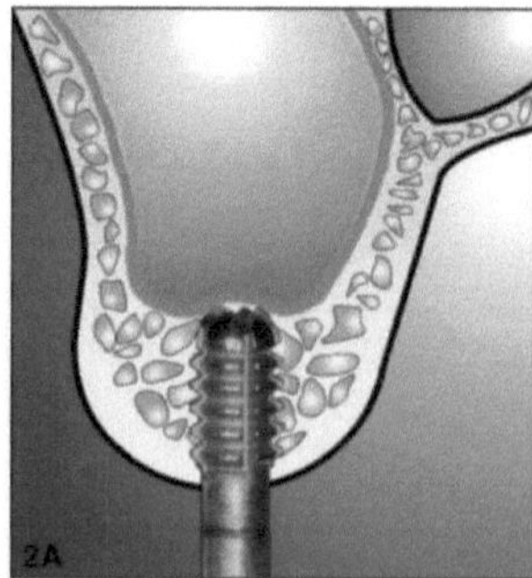

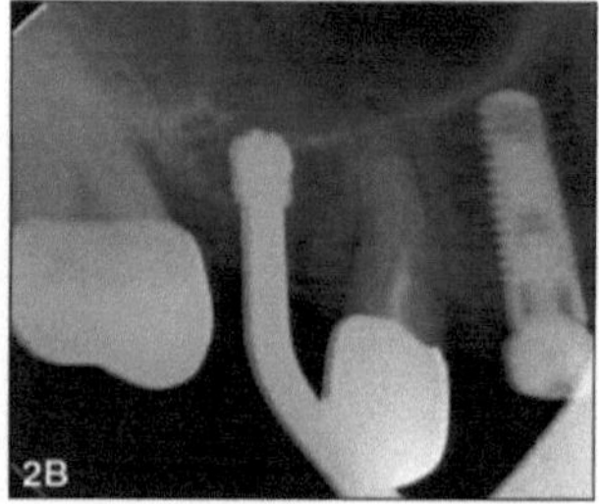

3) Para preparar materiais de enxerto ósseo condicionados com gel ou massa, recomenda-se o uso de pó de osso bovino desproteinizado revestido com fosfato de cálcio. O osso bovino actua como um material radiopaco e o aloenxerto condicionado em gel actua como tampão durante a elevação da membrana. O suporte de amálgama é preferido para poupar tempo cirúrgico aquando da colocação do enxerto no alvéolo estreito.

4) Um osteótomo de diâmetro estreito (geralmente 2 mm de diâmetro) é inserido para compactar o enxerto abaixo da membrana sinusal apenas com força manual, porque o pavimento do seio já está penetrado na membrana sinusal (Fig. 3 A e B).

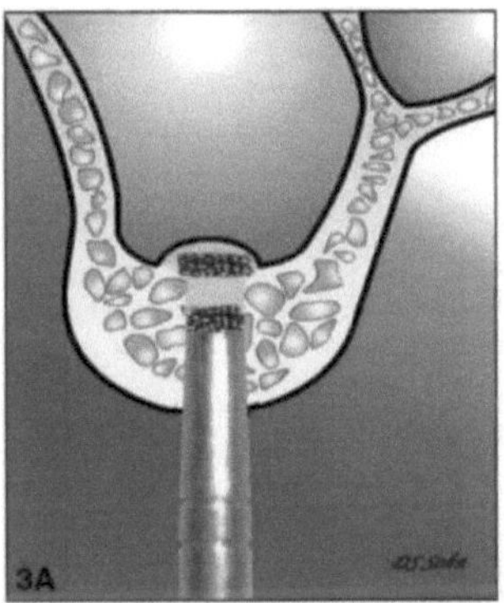

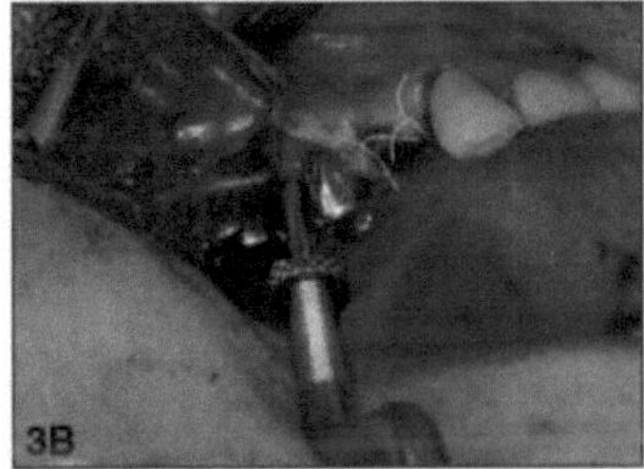

5) O enxerto ósseo e a inserção do osteótomo são repetidos várias vezes para elevar a membrana sinusal.

6) Após a elevação da membrana, é utilizada uma broca de implante normal para alargar o local da osteotomia para acomodar o implante (Fig. 4 A e B).

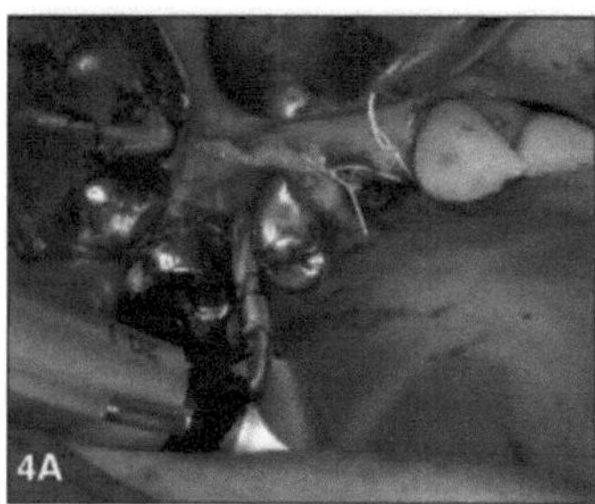
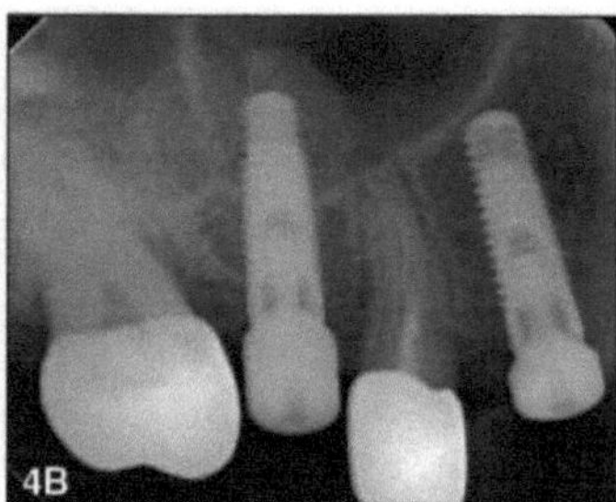

7) O material de enxerto ósseo, já condensado sob a membrana, actua como uma almofada quando a broca trabalha à volta do fundo do seio. O local do implante expandido facilita a colocação de mistura de enxerto ósseo adicional e aumenta a elevação da membrana sinusal.

8) O enxerto ósseo e a inserção do osteótomo são repetidos para obter uma elevação suficiente da membrana sinusal, seguida da colocação do implante.

9) Não é necessária a utilização de um martelo cirúrgico durante o procedimento.

10) Esta técnica requer normalmente 0,5-1 cm^3 de material de enxerto ósseo para elevar o fundo do seio até 5 mm para a colocação de um único implante dentário.

VIII) SISTEMA DE ELEVAÇÃO DE ÁGUA [23]

O Water Lift System é um instrumento cirúrgico sinusal recentemente introduzido. De acordo com as instruções do fabricante, o Water Lift System foi concebido especificamente para a operação segura de elevação do seio nasal e inclui o seguinte conjunto cirúrgico do seio nasal: uma broca artificialmente inteligente (AI), que é uma broca sensível à resistência, e um sistema aqua, que é um instrumento de elevação da membrana sinusal capaz de fornecer uma pressão hidráulica uniformemente distribuída sobre a membrana Schneideriana durante a elevação da membrana sinusal. A broca AI foi concebida para parar a perfuração quando a broca entra em contacto com a membrana Schneideriana.

O Water Lift System é utilizado como instrumento cirúrgico na operação de elevação da membrana sinusal. Existem dois sistemas Water Lift: um sistema de abordagem crestal e um sistema de abordagem lateral.

O Water Lift System para a abordagem crestal é composto por um removedor de vazios, uma broca de compactação, uma broca AI, um aqua-lifter, um aqua-injetor, uma broca de expansão e uma broca de espalhamento.

O Water Lift System para a abordagem lateral é composto por uma broca AI, um aqualifter, um aqua-injetor e uma broca de burin. Todas as brocas do Water Lift System são portáteis. O diâmetro (1,5 mm) do aqua-lifter é semelhante ao diâmetro da broca AI, o que permite a sincronização com a perfuração AI. Além disso, a broca AI foi concebida para perfurar em ângulos até 65°, o que resulta numa

perfuração precisa da maior parte do osso durante a cirurgia de implantes dentários

sem dificuldades significativas.

O procedimento para a **abordagem lateral utilizando o sistema Water Lift** é o

seguinte

1)   Primeiro, é preparada uma porta na parede lateral do seio maxilar com a

broca AI.

2)   A membrana Schneideriana é então separada da parede lateral do seio com o

sistema aqua.

3)   Após uma elevação suficiente da membrana Schneideriana, a janela para a

abordagem lateral do seio é preparada com a broca burin.

4)   O preenchimento com material de substituição óssea e a colocação do

implante foram então efectuados através da janela.

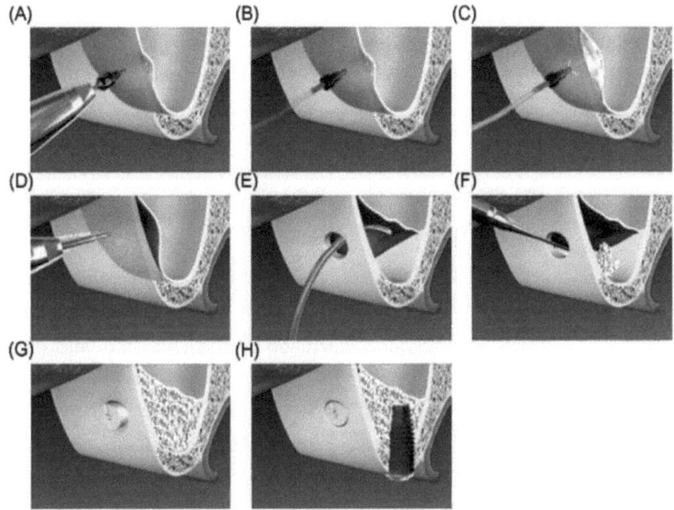

O procedimento para a **abordagem crestal utilizando o sistema Water Lift** é o seguinte

1) A camada superior do osso cortical é perfurada primeiro, utilizando uma broca convencional (ou seja, broca Lindeman, broca de lanceta ou broca redonda) para preparar o orifício.

2) De seguida, o vazio ósseo foi removido com um removedor de vazio. O osso esponjoso residual é então removido e o osso restante é compactado com a broca de compactação.

3) A preparação do orifício é concluída perfurando o osso residual com a broca AI.

4) O aqualifter é colocado no orifício para aceder à membrana Schneideriana,

seguido da elevação da membrana Schneideriana.

5) Utilizando o aqua-injetor, o meio de contraste radiográfico é injetado no orifício para elevar a membrana Schneideriana.

6) Após uma elevação suficiente da membrana Schneideriana, que pode ser determinada através de uma radiografia normal ou de uma imagem panorâmica, o orifício é expandido com uma broca de alargamento.

7) Através deste orifício expandido, é efectuado o preenchimento com material de substituição óssea utilizando a broca de dispersão.

8) Por fim, é efectuada a colocação do implante.

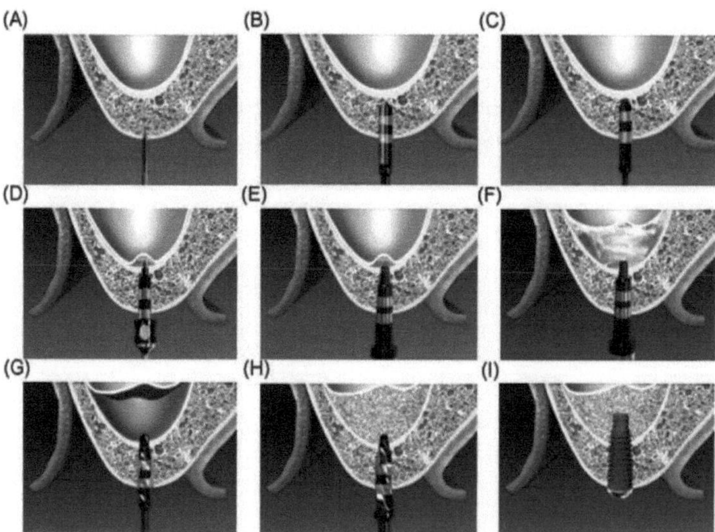

ENXERTOS UTILIZADOS NA CIRURGIA DE ELEVAÇÃO DO SEIO MAXILAR

O aumento do pavimento do seio maxilar com um enxerto ósseo autógeno, introduzido por BOYNE & JAMES[11] e TATUM[10], é um método comummente utilizado para aumentar a altura vertical do osso para a inserção de implantes dentários. Durante o procedimento de elevação do pavimento do seio maxilar, o espaço criado entre o rebordo maxilar residual e a membrana Schneideriana elevada é normalmente preenchido com material de enxerto[75]. Desta forma, é criada uma fração óssea que pode permitir a colocação de implantes fiáveis, quer em simultâneo com o procedimento de elevação, quando o rebordo residual permite a estabilidade primária do implante, quer numa segunda fase, após a cicatrização do local enxertado[76].

Para o aumento do pavimento do seio, o osso autógeno é o material mais utilizado e continua a ser considerado o padrão de ouro[76][77], embora tenham sido utilizados numerosos materiais alternativos com resultados variáveis.

Estudos recentes demonstraram que o simples levantamento do revestimento da mucosa do seio e a colocação simultânea de implantes também pode resultar na formação óssea sem a utilização de um material de enxerto[78]. Atualmente, esta técnica só é aplicada em condições que permitam uma estabilidade primária suficiente dos implantes durante a colocação e uma largura suficiente da crista alveolar, mas não para a reconstrução nas direcções horizontal e vertical.

Os enxertos ósseos autógenos são os mais utilizados[79] . Os enxertos autógenos são populares porque têm propriedades osteogénicas, osteoindutoras e osteocondutoras, um elevado número de células viáveis e são ricos em factores de crescimento. As células viáveis são constituídas por osteoblastos, células mesenquimatosas indiferenciadas, monócitos e células precursoras de osteoclastos. Estas células participam na remodelação e formação do novo osso[77] .

Existem quatro características principais consideradas ideais na regeneração óssea, as quais pelo menos um substituto ósseo deve apresentar ([80]). A primeira caraterística principal é a osteogénese ou atividade osteogénica (capacidade de formação óssea a partir de osteoblastos viáveis ou pré-osteoblastos derivados da área doadora do enxerto, capazes de gerar proliferação celular e produzir novo osso[80] . A segunda propriedade é a osteocondução (a capacidade do enxerto para suportar ou permitir a migração celular, a formação de vasos sanguíneos e o crescimento ósseo na superfície) e a osteoindutividade (refere-se à capacidade de um enxerto para induzir células estaminais não diferenciadas ou células osteoprogenitoras a diferenciarem-se em osteoblastos[81] . Finalmente, a osteointegração, que é a capacidade de contacto químico entre as superfícies ósseas sem a presença de tecido fibroso[82] . É fundamental a presença de pelo menos uma das características acima descritas e só o osso autógeno apresenta todas elas.

A maior limitação do osso autógeno intra-oral é a necessidade de maior intervenção cirúrgica e a morbilidade da área doadora, para além da quantidade limitada de osso autógeno. As áreas dadoras extra-orais também apresentam algumas desvantagens ou limitações como a necessidade de hospitalização, morbilidade da área dadora, custo mais elevado e, particularmente, no caso da crista ilíaca, um pós-operatório mais arriscado em relação a infecções, lesões de nervos e incapacidade funcional.

Tendo em conta as limitações, desvantagens e morbilidades associadas à utilização de osso autógeno no levantamento do seio maxilar, foram introduzidos substitutos ósseos como alternativa, utilizando dois critérios de sucesso clínico: osteocondução e/ou osteoindução.

As principais vantagens são a facilidade de esterilização, armazenamento, manuseamento e aquisição do substituto ósseo com base nas preferências e necessidades de cada caso.

1.   Enxerto ósseo alogénico:

O osso alogénico é derivado de dadores vivos e de cadáveres. É um substituto ósseo amplamente utilizado em <u>cirurgia reconstrutiva</u> e pode ser utilizado isoladamente ou em combinação com outros biomateriais. É uma alternativa que apresenta grande semelhança com o osso autólogo e possui propriedades osteocondutoras[83] . A sua principal vantagem em relação ao osso autógeno é a eliminação de um segundo local cirúrgico, reduzindo a morbilidade para o paciente. Além disso, podem estar disponíveis em grandes volumes em <u>defeitos ósseos de</u> grandes dimensões, sendo também capazes de fornecer suporte estrutural[82] . No entanto, apresentam algumas limitações como o elevado custo e o controlo rigoroso para evitar a <u>transmissão de doenças,</u> além de apresentarem aspectos negativos como o risco de infeção.

Os enxertos ósseos alogénicos são de dois tipos:

➢ Enxerto ósseo desmineralizado liofilizado (DFDBA)

➢ Matriz óssea desmineralizada (DBM).

Os enxertos ósseos alogénicos são tratados por vários métodos considerados seguros, como a congelação, a radiação gama e o óxido de etileno.

As complicações associadas ao enxerto ósseo alogénico incluem:

➢ Fracturas

➢ Falta de osseointegração

➢ Infeção.

2.   Enxerto ósseo xenogénico

Os substitutos ósseos cujo principal componente é derivado de osso de espécies diferentes são designados por enxerto ósseo xenogénico. O enxerto ósseo xenogénico mais utilizado é o de origem bovina, depois de tratados quimicamente os componentes orgânicos e deixada a sua estrutura mineral. As fontes equina e suína também são comuns. Outra fonte é o exoesqueleto de corais. Os enxertos ósseos xenogénicos têm demonstrado excelentes propriedades osteocondutoras[84] .

Bio-Oss® (Geistlisch Pharmaceutical, Wolhusen, Suíça) é um substituto ósseo derivado de medula óssea bovina desproteinizada, com a estrutura de hidroxiapatite do osso altamente porosa, semelhante ao osso cortical da espécie humana. Os componentes orgânicos são removidos quimicamente ou pelo calor, deixando um suporte esquelético para as células osteogénicas.

Diversos estudos em animais e humanos demonstraram que este material é promissor em comparação com outros substitutos ósseos, uma vez que, na elevação do seio maxilar, o Bio-Oss® demonstrou bons resultados clínicos[85] .

Os autores descreveram uma eficácia de cerca de 80-100% utilizando Bio-Oss®, sugerindo que é tão eficaz como o osso autógeno[86] .

3.   Compostos cerâmicos

São outro tipo de substitutos ósseos feitos de cerâmica e são amplamente utilizados. Existem derivados do fosfato de cálcio (CaP) e são obtidos por diferentes métodos de síntese. Atualmente, o fosfato tricálcico (TCP) e a hidroxiapatite (HA) são os compostos mais procurados. Estes compostos têm uma excelente biocompatibilidade[87] atividade osteocondutora e são biodegradáveis[88] .

Os autores classificam os vidros bioactivos e as cerâmicas como os substitutos ósseos mais promissores, por serem inertes, biocompatíveis e apresentarem propriedades osteocondutoras[89] .

Ali *et al.,* em 2015, efectuaram uma revisão sistemática sobre o efeito da fibrina rica em plaquetas (PRF) no aumento do seio maxilar. Eles concluíram que a PRF colocada como único material de preenchimento teve resultados promissores. A PRF pareceu acelerar a maturação do aloenxerto desmineralizado e seco por congelamento. A PRF é sugerida como um método fácil e bem-sucedido para cobrir a membrana do seio ou a janela de osteotomia[90] .

CUIDADOS PÓS-OPERATÓRIOS

As instruções pós-operatórias são semelhantes às de outros procedimentos

cirúrgicos orais[41] :

1. Evitar actividades extenuantes e fumar.

2. Colocar uma compressa fria superficialmente na pele sobre o local da cirurgia

durante as primeiras 24 horas.

3. Manter uma dieta suave para evitar traumas no local da cirurgia.

4. Pode ser utilizada uma prótese removível se a superfície em contacto com o

local da cirurgia for aliviada. Devem ser efectuados vários ajustes no pós-

operatório, uma vez que se espera uma remodelação do osso e um inchaço.

5. Os doentes devem também manter uma boa higiene oral para facilitar a

cicatrização e reduzir o risco de infeção.

6. Uma lavagem rigorosa pode perturbar o local da cirurgia e deve ser evitada

inicialmente.

7. Após 24 horas, os doentes podem utilizar lavagens diárias com solução salina

morna ou clorexidina. Os doentes devem cumprir rigorosamente as precauções

relativas aos seios nasais para reduzir a probabilidade de fracasso do enxerto.

8. É importante evitar pressões positivas e negativas excessivas para criar um

ambiente ideal para a maturação do enxerto e a cicatrização da membrana.

9. Não assoar o nariz.

10. Não utilizar palhinhas.

11. Não exalar contra a pressão, por exemplo, enchendo balões ou soprando em

instrumentos.

12. Não se dobrar Espirrar e tossir com a boca aberta.

O doente deve ser avaliado no pós-operatório ao fim de 1, 3 e 4 semanas. Deve deixar-se o enxerto amadurecer durante 3 a 6 meses no pós-operatório para uma implantação tardia. Se a cicatrização decorrer sem problemas, o médico pode prosseguir com o protocolo de rotina para a colocação do implante.

MEDICAMENTOS

O procedimento de aumento do seio maxilar inclui a introdução de material estranho no seio maxilar. Além disso, existe uma interação do material utilizado com o seio e a flora oral. Isto faz com que o risco de infeção seja maior no aumento do seio maxilar do que noutros procedimentos cirúrgicos[91] .

Para controlar o risco de infeção, é aconselhável seguir um regime antibiótico profilático de 1 hora a 1 dia antes do procedimento[91] .

Os antibióticos pós-operatórios são quase universalmente recomendados e devem ser seguidos durante 7-10 dias[92] .

Recomenda-se também um enxaguamento oral com clorhexidina durante 1 minuto antes do início do procedimento para diminuir a concentração bacteriana oral. Alguns investigadores defendem lavagens diárias durante 2 semanas no pós-operatório[92] .

São utilizados vários antibióticos, como a amoxicilina isolada ou em combinação com ácido clavulânico e clindamicina. Uma vez que se trata de um procedimento cirúrgico, a dor, a inflamação e o inchaço são comuns. Por isso, é frequentemente recomendada a prescrição de esteróides. Alguns textos sugerem uma dose progressiva de dexametasona[92] , enquanto outros recomendam metilprednisolona[93] .

Para o controlo da dor, é habitualmente prescrito acetaminofeno ou ibuprofeno.

Também são prescritos descongestionantes sistémicos e tópicos, uma vez que são úteis para evitar o bloqueio dos óstios no pós-operatório. Os medicamentos utilizados incluem a fenilefrina ou a oximetazolina. O médico deve ser cauteloso para evitar a congestão de rebote após a interrupção de um descongestionante[94] .

Testori et al (2018) recomendaram o seguinte curso de medicação a ser seguido no pós-operatório[95] :

	Prophylaxis	Post-operative therapy
Patient not allergic to penicillin	Amoxicillin/clavulanic acid 1 gr twice a day (BID) per os starting 24 hours before surgery	Amoxicillin/clavulanic acid 1 gr three times a day (TID) per os for 7 days
Patient allergic to penicillin	Clarithromicin 250 mg BID + Metronidazole 500 TID per os starting 24 hours before surgery	Clarithromicin 250 mg BID + Metronidazole 500 TID per os for 7 days

Bathla et al (2018) recomendaram o seguinte curso de medicação a ser seguido no pós-operatório[96] :

Amoxicilina com clavulanato de potássio 625 mg BID durante 10 dias

Ibuprofeno 600 mg e acetaminofeno 500 mg QID durante 3 dias

Spray nasal de oximetazolina durante 7 dias

Clorexidina a 1,2% por via oral 30 cc BID durante 14 dias

COMPLICAÇÕES

Embora não sejam muitos os pacientes que desenvolvem queixas relacionadas com patologias do seio maxilar após a cirurgia de elevação do pavimento do seio, este procedimento acarreta o risco inerente de comprometer a fisiologia do seio. Assume-se geralmente que a fisiologia do seio maxilar é afetada pela anatomia alterada (ou seja, a elevação do pavimento do seio em combinação com um abaulamento ou lesão da subsuperfície da mucosa do seio elevada). O inchaço da mucosa também pode levar à redução da permeabilidade da unidade óstio-meatal. Esta unidade desempenha um papel fundamental no desenvolvimento da **sinusite,** através de uma deficiência do sistema de limpeza mucociliar ([97]). Um efeito transitório ou persistente na mucosa antral ciliada pode ser esperado como resultado da cirurgia de elevação do assoalho do seio maxilar, elevando a membrana maxilar. Quando o seio maxilar é preenchido com sangue, pensa-se que ocorre um atraso na desobstrução do seio maxilar, uma vez que se assume geralmente que uma redução da permeabilidade da unidade óstio-meatal constitui um risco potencial para o desenvolvimento de sinusite. No entanto, um estudo realizado por **Bertrand B et al.** no ano de **1992** ([97]) sugere que a mucosa do seio maxilar é capaz de se adaptar adequadamente às alterações induzidas pelo procedimento de elevação, especialmente em casos de desobstrução não comprometida do seio. Uma diminuição (ligeira) da depuração do seio provavelmente facilita a presença temporária de microrganismos. A lesão vascular após a cirurgia, o inchaço da mucosa, a presença de sangue antigo e uma diminuição da permeabilidade da unidade óstio-meatal podem reduzir a pressão de oxigénio no seio, resultando numa depuração **do seio prejudicada** [9 8].

A complicação mais comum do aumento do seio maxilar é a **perfuração da membrana Schneideriana.** A causa mais frequentemente citada para a rutura da membrana é a elevação vigorosa.

A membrana deve ser totalmente libertada da zona caudal para permitir a elevação do seio. As perfurações, no entanto, dependem do ângulo entre a parede lateral e a parede medial do seio. Um ângulo maior que 60° tem 0% de chances de perfuração; um ângulo de 30-60° tem 28,6% de chances de perfuração; e um ângulo <30° tem 62,5% de chances de perfuração [99]. Assim, ângulos estreitos resultam em maiores perfurações. O preenchimento excessivo do seio maxilar com o material de enxerto ósseo pode causar necrose da membrana, bem como sinusite e a potencial perda do enxerto ósseo no seio.

Vlassis e Fugazatto (1999)[100] propuseram um sistema de classificação para avaliação e tratamento das perfurações da membrana sinusal.

Classe I: A perfuração é adjacente ao local da osteotomia. As perfurações de classe I são frequentemente seladas como resultado da dobragem da membrana sobre si própria após a conclusão da elevação. O tratamento deve ser considerado quando a perfuração ainda é evidente após a reflexão da membrana.

Classe II: Uma perfuração de classe II está localizada no aspeto médio-superior da osteotomia, estendendo-se mesiodistalmente por dois terços da dimensão do local total da osteotomia. Uma perfuração de classe II ocorre mais frequentemente quando é utilizado o desenho de fratura da osteotomia. A reparação e o tratamento são semelhantes aos da classe I.

Classe III: Uma perfuração de classe III está localizada no bordo inferior da osteotomia, no seu sexto mesial ou distal. Esta classe é a perfuração mais comum e é quase sempre o resultado de uma osteotomia inadequada ou da execução incorrecta da reflexão da membrana. A conclusão da refração da membrana raramente resulta na cobertura de uma perfuração de classe III, sendo necessário tratamento.

Classe IV: Uma perfuração de classe IV está localizada nos dois terços centrais do bordo inferior do local da osteotomia. Esta perfuração é rara, é quase sempre causada por falta de cuidado na preparação do local da osteotomia e representa um desafio clínico considerável

Deslocação do implante dentário no seio[101] :

O implante dentário, durante a sua colocação, pode deslocar-se. Pode dever-se às seguintes causas enumeradas:

➤ Colocação de implante dentário na maxila posterior sem elevação do seio maxilar

➤ Inexperiência cirúrgica com os pontos de referência anatómicos do seio maxilar

➤ Existência de perfuração não tratada da base antral após a sequência de perfuração

➢ Batimento excessivo do implante dentário durante a osteotomia do seio interno.

O instrumento ou implante deslocado pode ser recuperado utilizando os seguintes métodos.

➢ Aspiração a partir da tomada de extração ou do local de perfuração

➢ Funcionamento clássico de Caldwell Luc

➢ Cirurgia endoscópica dos seios nasais.

Messerklinger, em 1960, descreveu a endoscopia sinusal moderna. Esta ajuda a minimizar a manipulação dos tecidos e preserva a função mucociliar. É feita uma incisão profunda no fórnix anterior e um retalho mucoperiosteal é elevado. É criada uma janela óssea no meio da fossa canina. O endoscópio é introduzido no seio para identificar a localização do implante deslocado. Sob visualização direta, o implante é removido com uma pinça curva. Um endoscópio Hopkins reto de 3-4 mm (ângulo de 0 graus).

Infeção: A infeção geralmente não ocorre dentro do seio, mas na área enxertada abaixo da membrana do seio. Por vezes, a infeção estende-se para o interior do seio e apresenta-se como pansinusite. Se uma infeção pós-operatória se limitar à área fora da cavidade sinusal, pode ser efectuada uma simples incisão e drenagem com irrigação/curetagem. No entanto, se a infeção se espalhar para o seio, o material de enxerto infetado deve ser removido.

Hemorragia grave durante o procedimento de elevação do seio maxilar com

janela lateral: A artéria alveolar superior posterior (PSAA) é uma estrutura anatómica importante que os implantodontistas têm de respeitar para evitar a incidência de hemorragias graves durante a cirurgia de elevação do seio maxilar com janela lateral. A PSAA entra no seio maxilar através do forame alveolar superior posterior na parede posterior do maxilar. O ramo intraósseo do PSAA invagina-se na parede vestibular (lateral) do seio seguindo um curso reto (S) ou em forma de U (0^{12}) e correndo a uma altura aproximada de 19 mm do rebordo do osso alveolar ([10]3) ([10]4).

Esta altura é normalmente mais curta na área do primeiro molar. É preciso ter em mente que a distância entre o ramo intraósseo do PSAA e a crista óssea alveolar diminui significativamente em áreas edêntulas ao longo do tempo. Ao examinar secções transversais de um exame de TCFC, a deteção de radiolucência na placa vestibular denota a presença de um vaso sanguíneo intraósseo. Assim, pode ser necessário geri-lo durante uma preparação da janela lateral. Além disso, a anastomose extra-óssea encontra-se a cerca de 23-26 mm da crista. Também pode causar hemorragia durante a preparação do retalho. A artéria infra-orbitária (AIO) também fornece a parede do seio e a membrana sobrejacente. Os diâmetros máximos da PSAA e da IOA podem atingir 2 a 2,7 mm **(Solar et al 1999)**[104] . Quanto maior o tamanho, maior o risco de gravidade da hemorragia.

O consenso clínico explicou que os sintomas pós-operatórios comuns podem ser inchaço, equimose, desconforto ligeiro a moderado e hemorragia nasal ligeira. Os sintomas resolvem-se normalmente em 3 semanas. Sugeriram a profilaxia e o regime pós-operatório com base na experiência clínica e em provas indirectas.

A persistência dos sintomas durante mais de 3 semanas com descarga de pus associada, fistulação, descargas da garganta e do nariz, deiscência do retalho e supuração tem de ser gerida através de uma abordagem multidisciplinar.

A cirurgia endoscópica funcional dos seios nasais pode ser sugerida juntamente com a remoção do enxerto ósseo e do implante através da abordagem oral. Os ensaios microbianos são recomendados geralmente alguns dias após a terapia farmacológica.

<u>REVISÃO DA LITERATURA</u>

Muitos doentes com maxilar posterior edêntulo apresentam um nível ósseo reduzido entre o pavimento do seio maxilar e a crista do rebordo alveolar, o que dificulta a colocação de um implante e a obtenção da estabilidade primária necessária para um implante bem sucedido a longo prazo. Esta questão da altura óssea inadequada representa um grande desafio para a colocação de implantes na parte posterior do maxilar. Quando tal condição existe, está indicado o aumento do fundo do seio. O aumento do seio maxilar destina-se a induzir a formação de novo osso entre a membrana do seio e o pavimento e a fornecer osso adequado através da osteogénese para a colocação de implantes.

Avaliação radiográfica do seio maxilar

1)   **Bacicut et al (2013)**[105] realizaram um estudo em que avaliaram 13 pares de exames de TCFC e radiografias panorâmicas para o planeamento pré-operatório de implantes em combinação com procedimentos de enxerto sinusal. A avaliação da morfologia do seio mostrou uma taxa de deteção significativamente mais elevada de hipertrofia da mucosa do seio na TCFC. O resultado mais apelativo é um aumento significativo da confiança cirúrgica e uma previsão significativamente melhor das complicações quando se utiliza a TCFC. Assim, concluíram que um planeamento pré-operatório baseado na TCFC parece melhorar o diagnóstico dos seios nasais e a confiança cirúrgica.

2)   **Shabazian et al (2014)**[106] realizaram um estudo para avaliar se e como as

informações obtidas por meio de tomografia computadorizada de feixe cônico (CBCT) nos dentes posteriores superiores diferem das obtidas por radiografia panorâmica. De 157 indivíduos (idade média de 48 anos, intervalo 19-84 anos; 89 mulheres) foi selecionado e analisado um par de imagens panorâmicas e de TCFC para determinar a relação topográfica dos dentes superiores com o pavimento do seio, a periodontite apical e a presença de espessamento dos tecidos moles. Concluiu-se que a natureza 3D das imagens de CBCT permitia uma melhor avaliação das patologias do que as radiografias panorâmicas.

3) **Tadinada et al (2015)**[107] realizaram um estudo para avaliar a eficácia diagnóstica da radiografia panorâmica e da tomografia computorizada de feixe cónico (CBCT) na deteção de patologia sinusal. Um total de 100 seios maxilares foram avaliados. Foi efectuada uma análise da curva ROC (Receiver Operating Characteristic) para avaliar a eficácia diagnóstica das duas modalidades. As análises estatísticas utilizando as curvas ROC demonstraram que as imagens de CBCT eram significativamente mais fiáveis na deteção de patologia do que as imagens panorâmicas.

Estudos comparativos de técnicas de aumento do seio maxilar

1. **Zitzmann et al (1998)**[62] efectuaram um estudo que comparou três métodos diferentes para a elevação do seio: (1) a antrostomia lateral como procedimento de duas etapas, (2) a antrostomia lateral como procedimento de uma etapa e (3) a técnica de osteótomo com uma abordagem crestal. Foram colocados 79 implantes

em 30 pacientes utilizando diferentes técnicas. As alturas ósseas finais foram avaliadas radiograficamente. A taxa de sucesso da técnica de osteótomo foi de 95% durante o período de estudo de 30 meses. Não se registaram falhas em nenhum local tratado com uma antrostomia lateral. O ganho em altura óssea foi comparável para as antrostomias laterais de um passo e de dois passos. A técnica de antrostomia lateral apresentou um aumento significativamente maior da altura óssea em comparação com a técnica de osteótomo. A técnica de osteótomo pode ser recomendada quando estão presentes mais de 6 mm de altura óssea residual e se espera um aumento de cerca de 3 a 4 mm. Nos casos de reabsorção mais avançada, tem de ser efectuada uma antrostomia lateral de um ou dois passos.

2.	**Milan Jurisic (2008)**[108] efectuou um estudo sobre o aumento do pavimento do seio maxilar, comparando a técnica de osteótomo com a técnica de janela lateral com colocações de implantes imediatas e tardias. Foram colocados implantes em 61 pacientes utilizando diferentes técnicas. As taxas de sobrevivência dos implantes foram avaliadas clínica e radiograficamente. Foi alcançado um sucesso de 100% utilizando osteótomo ou abordagens laterais para aumentar o pavimento do seio maxilar.

3.	**Bjarni E. Pjetursson et al (2009)**[109] compararam as taxas de sobrevivência de implantes colocados com abordagem crestal e lateral. Concluíram que a técnica de abordagem crestal era mais fiável, especialmente em locais com um fundo do seio relativamente plano e 3 mm ou mais de altura óssea residual pré-operatória.

4.	**U.S Pal et al (2012)**[110] realizaram um estudo que comparou duas formas diferentes de elevação do pavimento do seio: a) Antrostomia lateral como um procedimento de um ou dois passos como método direto. b) Técnica de osteótomo com uma abordagem crestal como método indireto. Foram colocados 25 implantes em 20 pacientes parcialmente edêntulos em combinação com material de enxerto ósseo para aumento do seio. A altura óssea final foi medida a partir da OPG. A avaliação clínica pós-operatória baseou-se na dor, no estado de inflamação gengival, na estabilidade, no inchaço e na altura óssea. Verificou-se que o ganho em altura óssea foi significativamente maior através da antrostomia lateral do que através da abordagem crestal pela técnica do osteótomo. Concluiu-se que a técnica de osteótomo pode ser recomendada quando existe mais de 6 mm de altura óssea residual e se espera um aumento de 3-4 mm. No caso de reabsorção mais avançada, deve ser realizado um método direto através de uma antrostomia lateral. Ambas as técnicas de elevação do seio não parecem afetar a taxa de sucesso do implante.

5.	**Esfahanizadeh N et al (2012)**[111] efectuaram um estudo para comparar as técnicas da janela lateral e do osteótomo para levantamento do seio maxilar utilizando métodos histológicos e histomorfométricos. Foram incluídos 10 pacientes (um número total de 14 áreas sinusais) que necessitavam de tratamento com implantes na maxila posterior atrófica. Em todos os casos, a altura óssea residual era inferior a 5 mm. A modalidade de tratamento para uma determinada altura óssea residual foi selecionada aleatoriamente e o Bio-Oss foi aplicado em todos os casos como material de enxerto. Após um período de cicatrização de cerca de 10 meses, em todos os casos, os implantes foram colocados e, ao mesmo tempo, foram obtidas biópsias do osso da crista alveolar; as amostras de biópsia foram avaliadas através de métodos histológicos e histomorfométricos. Verificou-se que o novo osso estava localizado em contacto direto com o biomaterial, sem quaisquer lacunas. Este osso viável era constituído por lacunas que continham osteócitos. A infiltração de células inflamatórias não apresentou diferenças significativas entre as duas técnicas. As avaliações histomorfométricas demonstraram que os valores médios do novo osso nas técnicas da janela lateral e do osteótomo foram de 30±6,0 e 25,2±5,2, respetivamente, sem diferenças significativas entre os dois grupos. A quantidade média de biomaterial residual e de tecido conjuntivo foi semelhante nos dois grupos. Assim, a natureza e o volume do novo osso nas técnicas de janela lateral e osteótomo foram os mesmos.

6.	**Felice P et al (2013)**[112] efectuaram um estudo para comparar a eficácia de procedimentos de elevação do seio maxilar lateral de 1 fase versus 2 fases. Foram seleccionados 60 pacientes parcialmente edêntulos com 1 a 3 mm de altura óssea residual e pelo menos 5 mm de largura óssea abaixo do seio maxilar, conforme medido em exames de TC. Foram aleatoriamente seleccionados para receber uma elevação do seio maxilar em 1 fase com colocação simultânea de implantes ou um procedimento em 2 fases com a colocação de implantes atrasada 4 meses. Os pacientes foram seguidos até 1 ano após a carga. Não foram observadas diferenças estatisticamente significativas entre os implantes colocados de acordo com os procedimentos de elevação do seio maxilar em 1 ou 2 fases. No entanto, este estudo pode sugerir que, em pacientes com altura óssea residual entre 1 e 3 mm abaixo do seio maxilar, pode haver um risco ligeiramente superior de falhas de implantes quando se efectua um procedimento de elevação do seio lateral em 1 fase.

7. Al-Almaie S et al (2017)[113] efectuou um estudo para comparar e avaliar a eficácia da colocação de implantes e a avaliação do paciente relativamente a duas técnicas de elevação do seio maxilar utilizando técnicas crestais e laterais. Todos os implantes foram integrados com sucesso na Osteointegração sem quaisquer complicações clínicas ou radiolucência peri-implantar durante o período de seguimento máximo de 3 anos. A maioria dos pacientes preferiu a abordagem crestal à abordagem lateral devido ao atraso na colocação do implante.

Estudos comparativos de diferentes materiais de enxerto ósseo utilizados no aumento do seio maxilar

1) Hallman et al (2002)[114] efectuaram um ensaio clínico aleatório de boca dividida, no qual realizaram um procedimento de elevação do seio maxilar em 11 pacientes, consistindo em 22 locais de implantes. O enxerto ósseo autógeno foi utilizado como material de enxerto de controlo e foi testado contra o enxerto ósseo autógeno em combinação com hidroxiapatite derivada de bovino (Bio-Oss). Os pacientes foram acompanhados durante um período de 12 meses. Verificou-se que o enxerto ósseo autógeno juntamente com Bio-Oss apresentou uma taxa de sobrevivência do implante mais elevada (94%) em comparação com o grupo de teste (83,3%).

A combinação também mostrou um maior aumento do volume ósseo. Por conseguinte, concluiu-se que o substituto ósseo de hidroxiapatite bovina é um material adequado para o aumento do pavimento sinusal.

2)   Turunen et al (2004)[115] realizaram um ensaio clínico aleatório de boca dividida no qual realizaram um procedimento de aumento do pavimento do seio bilateral em 17 pacientes para estudar o efeito dos grânulos de vidro bioativo (BG) misturados com lascas de osso autólogo (AB) na regeneração óssea. Biópsias de trefina para análises histológicas, de microscopia eletrónica de varrimento (SEM) e de raios X de dispersão de energia (EDX) foram retiradas da parte posterior do seio após 21-34 semanas, na altura da inserção dos implantes dentários. Adicionalmente, foram efectuadas seis biópsias do grupo BG-AB e quatro biópsias do grupo AB em ligação com a operação do pilar às 49-62 semanas. A avaliação histológica revelou um crescimento ósseo lamelar em todos os espécimes. As lamelas ósseas eram mais espessas do que as observadas no grupo AB. A análise histomorfométrica efectuada a partir das imagens SEM às 21-34 semanas revelou 26% e 25% de osso no grupo BG-AB e no grupo AB, respetivamente. Os resultados indicam que os grânulos de BG (S53P4) podem ser utilizados juntamente com as aparas AB para o procedimento de aumento do pavimento sinusal, diminuindo assim a quantidade de osso necessária.

3)   **Szabo et al (2005)**[116] efectuaram um ensaio clínico aleatório de boca dividida, no qual realizaram um procedimento de elevação do seio maxilar em 20 pacientes, consistindo em 40 locais de implante. O enxerto ósseo autógeno foi utilizado como material de enxerto de controlo e foi testado em comparação com o β-fosfato tricálcico (Cerasorb). Os pacientes foram acompanhados durante um período de 6 meses. Histológica e histomorfometricamente, não houve diferença significativa entre os enxertos experimentais e de controlo em termos de quantidade e taxa de ossificação. A comparação com outros estudos revela que o β-tricálcio fosfato (Cerasorb) é um material de enxerto satisfatório, mesmo sem osso autógeno.

4) Bettega et al (2009)[117] realizaram um ensaio clínico aleatório de boca dividida, no qual realizaram um procedimento de aumento do seio maxilar em 36 locais, utilizando enxerto ósseo autógeno como grupo de controlo e enxerto ósseo autógeno juntamente com plasma rico em plaquetas (PRP) como grupo de teste. Após 12 meses de acompanhamento, registaram 100% de sobrevivência do implante em ambos os grupos. Assim, concluíram que o PRP é útil como substituto ósseo e melhora a regeneração óssea em procedimentos de elevação do seio maxilar.

DISCUSSÃO

Para colocar implantes dentários, um paciente tem de ter osso suficiente no rebordo maxilar e mandibular. As limitações anatómicas frequentemente associadas à maxila posterior, como a altura alveolar deficiente e o aumento da pneumatização do seio maxilar, dificultam a colocação de implantes nesta região. Para aumentar a quantidade de osso no maxilar posterior, foram desenvolvidas várias técnicas de elevação do seio maxilar. São técnicas bem aceites para tratar a perda de altura óssea vertical no maxilar posterior. A experiência na reabilitação de maxilares severamente reabsorvidos está a aumentar à medida que são desenvolvidas novas técnicas.

Boyne e James, em 1980, propuseram uma abordagem lateral para a elevação do seio maxilar ([11]). O acesso para elevar o fundo do seio foi efectuado através da abertura de uma janela através da parede lateral. Esta técnica permitiu um aumento notável da altura óssea por Zitzmann et al em 1998[62] . Neste, avaliaram 30 pacientes designados para tratamento com implantes na maxila posterior reabsorvida. Foram colocados 79 implantes utilizando a técnica da janela lateral. As alturas ósseas finais foram medidas a partir de radiografias panorâmicas. Registaram um ganho de cerca de 10 mm de altura óssea após o procedimento de aumento do seio.

Num estudo comparativo, Paul A. Fugazzotto, James Vlassis et al (1998)[71] realizaram 222 procedimentos de aumento do seio maxilar utilizando a abordagem lateral (110 pacientes) e a abordagem lateral com colocação simultânea de implantes (84 pacientes). Neste caso, um aumento do seio maxilar foi considerado bem sucedido se fosse gerado osso suficiente para permitir a colocação de um implante de, pelo menos, 11 mm de comprimento inteiramente no osso. 97,3% da abordagem lateral e 97,5% da abordagem lateral com colocação simultânea de implantes após aumentos de seio foram bem sucedidas. O estudo concluiu que a abordagem pela janela lateral é um método fiável para o aumento do seio maxilar para colocação de implantes.

No entanto, a antrostomia lateral resulta numa morbilidade pós-cirúrgica significativa e num aumento significativo do risco de rotura da membrana. Devorah Schwartz-Arad et al[46] avaliaram 70 pacientes que foram submetidos a 81 procedimentos de elevação do seio maxilar com janela lateral e descobriram que 44% dos pacientes apresentaram perfuração da membrana Schneideriana no transoperatório.

Bjarni E. Pjetursson et al (2009) analisaram as taxas de sucesso e de sobrevivência dos implantes colocados pela técnica de osteótomo de Summer com base nos parâmetros dos tecidos moles peri-implantares[109] , no osso marginal e no resultado centrado no paciente, comparando com a técnica tradicional da janela lateral. De acordo com o parâmetro mais importante, a altura do osso residual, registou-se uma taxa de sucesso de 91,3% para locais com uma altura de osso residual de 4 mm e de 90% para locais com 5 mm, em comparação com 100% em locais com uma altura de osso >5 mm. Mais de 90% dos pacientes ficaram satisfeitos com o procedimento e relataram que, se necessário, realizariam novamente a terapia.

Assim, concluiu-se que a técnica do osteótomo é um método confiável na maxila posterior, principalmente em locais com assoalho sinusal relativamente plano e altura óssea residual pré-operatória igual ou superior a 5mm.

A incidência de Vertigem Posicional Paroxística (VPP) que ocorreu durante o método de Summer de elevação do assoalho do seio maxilar com osteótomo foi relatada por Michele Di Girolamo, Bianca Napolitano et al (2005)[119] . **Investigaram** a correlação entre a VPP e o trauma intra-operatório induzido pelas forças percussivas e vibratórias na maxila durante a elevação do pavimento sinusal com osteótomo para colocação de implantes. Foi levantada a hipótese de que o trauma cirúrgico e a pressão exercida pelos martelos levam ao descolamento dos otólitos na mácula utricular. A posição da cabeça do paciente (hiperextendida e inclinada para o lado oposto ao lado em que o cirurgião está a trabalhar) favorece a entrada destes otólitos flutuantes no canal semicircular posterior no lado da cirurgia de implante. Os sintomas da VPP são muito desagradáveis e stressantes para o doente e podem ser resolvidos com a manobra de reposicionamento de Epley.

Uma técnica em que uma broca de trefina calibrada com um diâmetro externo de 3 mm foi utilizada para preparar inicialmente o local da elevação do seio maxilar, seguida da utilização de um osteótomo para colapsar um núcleo de osso alveolar maxilar posterior através de forças de maleabilização suaves para elevar a membrana do seio maxilar antes da colocação de um implante imediato foi apresentada por Paul A. Fugazzotto et al (2002)[71] . Assim, esta técnica diminuirá a possibilidade de implosão do núcleo ósseo no seio, uma vez que as forças de maleabilização não precisam de ser tão elevadas como as utilizadas na técnica tradicional de Summer. A utilização de uma trefina e de um osteótomo combinados permite uma implosão comparativamente atraumática do osso alveolar autógeno e, por conseguinte, uma deslocação apical do pavimento do seio, em preparação para a colocação do implante imediato.

A elevação do pavimento do seio maxilar utilizando pressão hidráulica foi proposta por Emmanouil G. Sotirakis et al (2005)[15] . É semelhante à técnica de Summer e utiliza uma sequência específica de osteótomos para aprofundar e alargar o local da osteotomia e fraturar o pavimento do seio. A elevação do assoalho do seio foi obtida através da injeção de soro fisiológico sob pressão hidráulica sob a membrana com uma seringa. Assim, conseguiu-se o descolamento e a elevação simultâneos da membrana.

Leon Chen et al (2005)[16] avaliaram retrospetivamente 1100 pacientes que receberam 1557 implantes através de uma técnica minimamente invasiva de condensação hidráulica do seio. Foram utilizadas brocas sinusais e condensadores de largura crescente com uma mistura de enxerto ósseo atraumático maleável e pressão hidráulica de uma peça de mão cirúrgica. Os resultados mostraram que 8 implantes falharam e 14 necessitaram de períodos de cicatrização mais longos em pacientes com alturas de rebordo alveolar que variavam entre <1 e 5 mm. Sugeriram que a elevação hidráulica do seio maxilar é uma alternativa previsível para a reabilitação protética de posteriores maxilares na presença de restrições anatómicas à colocação de implantes.

Foi proposto por Lars-Åke Johansson et al (2010)[120] que a mera elevação da membrana do seio maxilar por implantes salientes na cavidade do seio maxilar permite o estabelecimento de um vazio para o coágulo sanguíneo e a formação de novo osso. Foi efectuada uma revisão por D. Shiva Kumar et al (2013)[121] para determinar a eficácia da elevação do seio maxilar sem enxertos ósseos. Segundo eles, a elevação do seio maxilar sem colocação de enxerto ósseo, permitindo a formação de coágulo sanguíneo no espaço subsinoso, foi considerada económica, menos demorada e associada a menor morbilidade, uma vez que não é necessário colher osso. Concluíram que a sobrevivência do implante depende de factores como a qualidade do osso nessa região, o estado de higiene intra-oral, a fase em que o implante é instalado, a superfície, o comprimento e o diâmetro do implante, as considerações protéticas e o estado de saúde sistémico do paciente, e não da presença ou ausência de um material de enxerto.

Devido ao refinamento da técnica cirúrgica de levantamento de seio nas últimas duas décadas, a colocação previsível de implantes em maxilas atróficas regeneradas com xenoenxertos tornou-se mais simples. Em todos os cortes histológicos pós-operatórios, não houve evidência de infiltrado inflamatório agudo ou tecido granulomatoso de corpo estranho, uma vez que o material não provoca qualquer resposta imunológica adversa. O enxerto foi maioritariamente reabsorvido ao fim de 6 meses e substituído por osso vital, tendo havido uma integração completa das partículas residuais de xenoenxerto no osso vital[122] .

realizaram um estudo para comparar a estabilidade dos implantes após a elevação do pavimento do seio maxilar utilizando partículas pequenas ou grandes de Bio-Oss. Foram incluídos no estudo dez pacientes parcialmente edêntulos que necessitavam de um aumento bilateral do pavimento do seio maxilar. A estabilidade primária do implante foi registada imediatamente após a colocação do implante, utilizando a análise da frequência de ressonância e um controlador de binário. Após seis meses, a estabilidade do implante foi novamente registada. Os resultados indicam que o tamanho das partículas (pequenas e grandes) não influenciou a estabilidade do implante após uma cirurgia de aumento do seio maxilar. De facto, ambos os tipos de partículas apresentaram propriedades osteocondutoras óptimas.[123] avaliou se existiam diferenças na formação de osso após a cirurgia de levantamento do seio maxilar com mineral ósseo bovino (Bio-oss) misturado com osso autógeno ou células estaminais autógenas em pacientes que necessitavam de aumento bilateral do seio maxilar para colocação de implantes. Avaliaram histologicamente a percentagem de osso novo formado após três meses. Foi detectado que as células estaminais mesenquimais semeadas em partículas de Bio-oss induzem a formação de um volume de osso novo suficiente no espaço subsinoso criado pela cirurgia de elevação do seio maxilar para permitir a colocação de implantes no período de tempo adequado, em comparação com a aplicação de osso autógeno isolado ou de uma mistura de Bio-oss e osso autógeno.

A prevenção e o tratamento de infecções pós-operatórias após a cirurgia de elevação do seio maxilar foram explicados por Tiziano Testori et al (2012)[124] . A elevada sobrevivência dos implantes pode ser alcançada através da tomada de decisões adequadas no que respeita às superfícies dos implantes, de preferência texturadas, e à escolha dos materiais de enxerto. Uma vez que a prevenção é melhor do que o tratamento, devem ser seguidos determinados passos que ajudarão a reduzir a ocorrência de infecções pós-operatórias, incluindo uma avaliação cuidadosa da história clínica, a seleção adequada do doente com um seio maxilar saudável e uma tomografia computorizada pré-operatória para identificar qualquer patologia preexistente.

Antes do tratamento, deve ser encorajado um protocolo de cessação do tabagismo, especialmente no caso de fumadores pesados. A reabilitação preventiva de doenças periodontais e endodônticas deve ser efectuada antes do planeamento da cirurgia. Deve ser fornecida uma profilaxia antibiótica adequada aos doentes com risco de infeção.

Deve proceder-se à desinfeção pré-operatória da pele com uma solução anti-séptica. Todos os procedimentos devem ser seguidos de acordo com o protocolo de controlo de infecções. O tempo cirúrgico deve ser o mais curto possível. Deve ser prescrita uma terapêutica farmacológica pós-operatória adequada e deve ser mantido um acompanhamento regular.

CONCLUSÃO

A pneumatização do seio maxilar secundária à perda de dentes maxilares posteriores resulta numa atrofia significativa do maxilar, o que impede a colocação de implantes nesta região.

A elevação e o aumento do seio maxilar proporcionam um resultado previsível da regeneração da estrutura óssea perdida no maxilar posterior. Isto oferece ao paciente muitas vantagens para o sucesso a longo prazo nos locais dos implantes.

As duas principais técnicas para aumentar a altura óssea vertical do maxilar posterior são a abordagem transalveolar ou crestal ou indireta e a abordagem de antrostomia lateral ou direta.

Os exames clínicos e radiográficos determinam qual o método adequado para cada situação clínica. Ambas as técnicas demonstraram ter elevadas taxas de sucesso. No entanto, os profissionais devem estar conscientes de certas desvantagens e da forma de as resolver. Foram desenvolvidas várias técnicas para ultrapassar as desvantagens das duas técnicas originais, tais como a técnica de elevação da membrana antral com balão, a técnica de elevação hidráulica e a técnica de elevação com água. Estas modificações permitem uma maior facilidade durante o procedimento cirúrgico e um resultado mais previsível.

A introdução de dispositivos piezocirúrgicos para a elevação do pavimento sinusal tornou mais fácil a manipulação da membrana sinusal sem causar perfurações.

Depende inteiramente do médico qual a técnica mais adequada para um determinado caso.

A utilização de enxertos ósseos é crucial para qualquer procedimento de aumento do pavimento sinusal. Os enxertos ósseos autógenos são considerados como o padrão de ouro devido à sua propriedade osteogénica. No entanto, existe uma variedade de outros enxertos disponíveis que podem ser empregues nestas técnicas cirúrgicas. A escolha do enxerto ósseo deve ser feita tendo em consideração as necessidades do doente, o custo e as propriedades de regeneração óssea.

O médico deve estar bem ciente das várias complicações associadas ao procedimento cirúrgico e deve ser capaz de minimizar esses riscos ou, se ocorrer alguma complicação, deve ser capaz de a gerir com medidas adequadas.

Os procedimentos de elevação do seio maxilar têm sofrido muitos desenvolvimentos nos últimos anos. Mais clínicos devem estar cientes das diferentes técnicas disponíveis para que possam proporcionar aos seus pacientes um tratamento de qualidade e reabilitá-los da forma mais adequada possível.

REFERÊNCIAS

1.   Lundgren S, Andersson S, Gualini F, et al. Reforma óssea com elevação da membrana sinusal: Uma nova técnica cirúrgica para o aumento do pavimento do seio maxilar. *Clin Implant Dent Relat Res.* 2004;6:165-173.

2.   Palma VC, Magro-Filho O, de Oliveira JA, et al. Reformação óssea e integração de implantes após elevação da membrana do seio maxilar: Um estudo experimental em primatas. *Clin Implant Dent Relat Res.* 2006;8:11-24.

3.   Nedir R, Bischof M, Vazquez L, et al. Elevação do pavimento sinusal com osteótomo sem material de enxerto: Um estudo piloto prospetivo de 1 ano com implantes ITI. *Clin Oral Implants Res.* 2006;17:679-686.

4.   Srouji, S., Kizhner, T., Ben David, D., Riminucci, M., Bianco, P., & Livne, E. (2009). A membrana Schneideriana contém células osteoprogenitoras: estudo in vivo e in vitro. *Calcified tissue international, 84,* 138-145.

5.   Fallopius G. Abstract Anatomica, Frankfurt 1600, 367. Citado em Jeanty JM. De l'empyeme latent de l'antra d'Higmore, Bordéus, 1891

6.   Lamorier L. Citado por Mickulicz J. Sur operative Behandlung das Empyens der Highmorshohle. Archiv fu "r Klinische Chirurgie. 1743; 34: 626-34

7. Caldwell GW (1893) Diseases of the accessory sinuses of the nose and an improved method of treatment of suppuration of the maxillary antrum (Doenças dos seios nasais acessórios do nariz e um método aperfeiçoado de tratamento da supuração do antro maxilar). New J Med J 58:526-528

8. Luc H. Une nouvelle methode opératoire pur la cure radicle et l'empyeme chronique du sinus maxillazire. Archives internationals de laryngologie, d'otologie et de rhinologie. 1897; 10:273-85

9. Block, M. S., & Kent, J. N. (1993). Enxerto de seio maxilar para pacientes total e parcialmente desdentados. *Journal of the American Dental Association (1939), 124(5),* 139-143).

10. Tatum OH. Palestra apresentada no Congresso de Implantes do Alabama. 1976

11. Boyne PJ, James RA. Enxerto do pavimento do seio maxilar com medula e osso autógenos. *Jornal de Cirurgia Oral.* 1980;38(8):613-616.

12. Summers RB. Um novo conceito na cirurgia de implantes maxilares: a técnica do osteótomo. Compêndio 1994; 15:152-160

13. 	Muronoi M, Xu H, Shimizu Y, Ooya K. Procedimento simplificado para o aumento do pavimento do seio maxilar utilizando um balão nasal hemostático. Br J Oral Maxillofac Surg. 2003;41:120-1

14. 	Soltan M, Smiler DG: Elevação do balão da membrana antral. J Oral implantol. 2005;31:85-90)

15. 	Sotirakis EG, Gonshor A. Elevação do pavimento do seio maxilar com pressão hidráulica. J Oral Implantol. 2005 Aug;31(4):197-204

16. 	Chen L, Cha J. Um estudo retrospetivo de 8 anos: 1100 pacientes que receberam 1557 implantes utilizando a técnica minimamente invasiva de condensação hidráulica do seio. *J Periodontol.* 2005;76:482-491

17. 	Suguimoto RM5 Trindade IK, Carvalho RM. O uso de pressão negativa para o procedimento de sinus lift: Uma nota técnica. Int J Oral Maxillofac Implants 2006;21:455-458

18. 	Sohn DS. Palestra intitulada "Aplicações clínicas da cirurgia óssea piezoeléctrica". 8º Congresso do Congresso Internacional de Implantologistas Orais, Singapura. 2004;28.)

19.	Sohn DS, Lee JS, An KM, et al. Técnica de elevação piezoeléctrica do seio maxilar interno (PISE): um novo método para a elevação do seio maxilar interno. Implant Dent. 2009;18:458- 463

20.	Pommer B, Unger E. Biomecânica da elevação da membrana do seio transcrestal. Em: George Watsek, ed. *The Percrestal Sinuslift-From Illusion to Reality (Elevação do Seio Percrestal - Da Ilusão à Realidade)*. 1ª edição. Quintessence: 2012:87-95.

21.	Pommer B, Watzek G. Técnica de gel-pressão para elevação do pavimento do seio maxilar transcrestal sem retalho: um estudo cadavérico preliminar de uma nova técnica cirúrgica. *Int J Oral Maxillofac Implants*. 2009;24:817-822

22.	Engelke W, Capobianco M. Aumento do pavimento do seio maxilar sem retalho utilizando endoscopia combinada com modelos cirúrgicos concebidos por tomografia computorizada: Método e relatório de 6 casos consecutivos. Int J Oral Maxillofac Implants 2005;20:891-897

23.	Kim DY, Itoh Y, Kang TH. Avaliação da eficácia de um sistema de elevação de água na operação de elevação da membrana sinusal como um instrumento cirúrgico sinusal. *Clin Implant Dent Relat Res*. 2012;14(4):337-347

24.   Jordi Gargallo-Albiol 2019: Avaliação microscópica e microcâmara da perfuração da membrana de Schneiderian através da elevação do assoalho do seio transcrestal: Um estudo ex vivo aleatório. Clin Oral Impl Res. 2019;30:682-690

25.   Przystanska A, Kulczyk T, Rewekant A, Sroka A, Jonczyk-Potoczna K, Lorkiewicz-Muszynska D, Gawriolek K, Czajka-Jakubowska A. Introdução de um método simples de avaliação do volume do seio maxilar baseado em dimensões lineares. Ann Anat. 2018 Jan;215:47-51

26.   R Pramod John, Disease of Maxillary sinus, Textbook of Oral Medicine, Jaypee Brothers, Medical Publishers (P) Ltd. 10.5005/jp/books/12196-30

27.   Scarfe WC, Langlais RP, Ohba T, Kawamata A, Maselle I. Padrões radiográficos panorâmicos do canal infra-orbital e do plexo dentário superior anterior. DentomaxilofacRadiol. 1998 Mar;27(2):85-92

28.   Roberti F, Boari N, Mortini P, Caputy AJ. A fossa pterigopalatina: um relatório anatómico. J Craniofac Surg. 2007 May;18(3):586-90

29.   Whyte A, Boeddinghaus R. O seio maxilar: fisiologia, desenvolvimento e anatomia imagiológica. DentomaxillofacRadiol. 2019 Dec;48(8):20190205

30.   Mc Growan DA, Baxter PW, James J. O seio maxilar e as suas implicações dentárias. 1.ª ed. Londres: *Wright Co.,* 1993:1-25

31.   Waite DE. Seio maxilar. *Dent Clin North Am* 1971;15:349-368

32.   Tank PW. Grant's Dissector. 13 ed. Philadelphia: *LippincottWilliams & Wilkins,* 2005:198

33.   Eberhardt JA, Torabinejad M, Christiansen EL. Um estudo tomográfico computorizado das distâncias entre o pavimento do seio maxilar e os ápices dos dentes posteriores maxilares. Oral Surg Oral Med Oral Pathol. 1992 Mar;73(3):345-6

34.   Iwanaga J, Wilson C, Lachkar S, Tomaszewski KA, Walocha JA, Tubbs RS. Anatomia clínica do seio maxilar: aplicação ao aumento do assoalho do seio. Anat Cell Biol. 2019 Mar;52(1):17-2

35.   Stammberger H. Cirurgia endoscópica funcional dos seios paranasais. A técnica de Messerklinger. Primeira edição. Philadelphia: BC Decker; 1991

36.   Lang J, Bressel S. O hiato semiluminar, o infundíbulo e o óstio do seio maxilar, a zona anterior de fixação da concha nasal e a sua distância aos pontos de

referência do nariz externo e interno. GegenbaursMorpholJahrb1988;134:637-46

37.   Underwood AS. Uma investigação sobre a anatomia e a patologia do seio maxilar. J Anat Physiol 1910; 44:354-369

38.   Neivert H. Anatomia cirúrgica do seio maxilar. Laryngoscope 1930; 40: 14.

39.   Krennmair G., Ulm G.W., Lugmayr H., Solar P. The incidence, location, and height of maxillary sinus septa in the edentulous and dentate maxilla. *J. Oral Maxillofac. Surg.* 1999;57:667-671

40.   Al-Faraje L. Surgical complications in oral implantology: etiology, prevention, and management (Complicações cirúrgicas em implantologia oral: etiologia, prevenção e gestão). Hanover Park: Quintessence;2011. p. 153-160) (Sigaroudi, A. K., Kajan, Z. D., Rastgar, S., & Asli, H. N. (2017). Frequência de diferentes padrões septais do seio maxilar encontrados na tomografia computorizada de feixe cónico e previsão do risco associado de perfuração da membrana sinusal durante o levantamento do seio. *Imaging Science in Dentistry,* *47*(4), 261-267

41.   Naveen Mohan, Joshua Wolf, Harry Dym: Aumento do seio maxilar. Dent

Clin N Am 2015.

42.   Raja SV Gestão da maxila posterior com elevação do seio maxilar: revisão de

técnicas. J Oral Maxillofac Surg 2009; 67(8):1730-4)

43.   Davarpanah M, Martinez H, Tecucianu JF et al: A técnica de osteótomo modificada. Int J Periodontics Restorative Dent 2001;21(6):599-607

44.   Sogo M, Ikebe K, Yang TC et al, Avaliação da densidade óssea na maxila posterior em unidades Hounsfield para melhorar a estabilidade inicial dos implantes. Clin Implant Dent Relat Res 2012; 14(Suppl 1): e183-187.

45.   Avichai Stern, James Green, DMD Dent Clin N Am 56 (2012) 219-233.

46.   Schwartz-Arad D, Herzberg R, Dolev E. A prevalência de complicações cirúrgicas do procedimento de enxerto sinusal e o seu impacto na sobrevivência do implante. J Periodontol2004;75:511-6.

47.   Song WC, Kim JN, Yoo JY, Lee JY, Won SY, Hu KS, Kim HJ, Koh KS (2012) Microanatomia do canal infra-orbital e dos seus canais de ligação na maxila utilizando a reconstrução 3-D de imagens tomográficas microcomputadas. J Craniofac Surg 23:1184- 1187

48.	Yoshida S, Kawai T, Asaumi R, Miwa Y, Imura K, Koseki H, Sunohara M, Yosue T, Sato I (2010) Avaliação dos padrões de fornecimento de sangue e nervos na região molar do seio maxilar em cadáveres japoneses. Okajimas Folia AnatJpn 87:129-133

49.	Fortin T, Camby E, Alik M, et al. Imagens panorâmicas versus software de planeamento tridimensional para planeamento de implantes orais em maxilares posteriores atrofiados: A clinical radiologicalstudy. *Clin Implant Dent Relat Res.* 2013;15(2):198-204

50.	Horner K, Islam M, Flygare L, et al. Princípios básicos para a utilização da tomografia computorizada de feixe cónico dentária: Directrizes de consenso da Academia Europeia de Radiologia Dentária e Maxilofacial. *DentomaxillofacRadiol.* 2009;38:187- 95

51.	Carter L, Farman AG, Geist J, et al. Declaração de opinião executiva da Academia Americana de Radiologia Oral e Maxilofacial sobre a realização e interpretação de tomografia computorizada de feixe cónico de diagnóstico. *Oral Surg Oral Med OralPathol Oral RadiolEndod.* 2008;106:561-62

52.	Mozzo P, Procacci C, Tacconi A et al (1998) Um novo aparelho de TC volumétrico para imagiologia dentária baseado na técnica de feixe cónico:

resultados preliminares. EurRadiol 8:1558-1564

53.   Scarfe WC, Farman AG, Sukovic P (2006) Clinical applications of cone-beam computed tomography in dental practice (Aplicações clínicas da tomografia computorizada de feixe cónico na prática dentária). J Can Dent Assoc 72(1):75-80

54.   Scarfe WC, Farman AG (2008) O que é a TC de feixe cónico e como funciona? Dent Clin North Am 52:707-730

55.   Szabo BT, Aksoy S, Repassy G et al (2017) Comparação de métodos de traçado manual e semiautomático para a criação de órgãos artificiais maxilofaciais utilizando sequências de imagens de tomografia computorizada (TC) e tomografia computorizada de feixe cónico (CBCT). Int J Artif Organs Jun 9(6):307-312

56.   Ludlow JB, Ivanovic M (2008) Comparative dosimetry of dental CBCT devices and 64-slice CT for oral and maxillofacial radiology (Dosimetria comparativa de dispositivos de TCFC dentários e TC de 64 cortes para radiologia oral e maxilofacial). Oral Surg Oral Med Oral Pathol Oral RadiolEndod 106:106-114

57.   Misch, Carl E. Contemporary Implant Dentistry, 3rd ed. St Louis: Mosby,

9346

58.   S.J. Froum, I. Khouly, G. Favero, S.C. Cho Effect of maxillary sinus membrane perforation on vital bone formation and implant survival: a retrospective study J Periodontol, 84 (2013), pp. 1094-1099) São normalmente utilizadas duas abordagens: a técnica da janela lateral e a técnica de intrusão <u>com osteótomo.</u>

59.   Stern, J. Green Procedimentos de elevação do seio maxilar: uma visão geral das técnicas actuais Dent Clin North Am, 56 (2012), pp. 219-233

60.   H.W. Lee, W.S. Lin, D. Morton Um estudo retrospetivo das complicações associadas a 100 aumentos consecutivos do seio maxilar através da abordagem da janela lateral Int J Oral Maxillofac Implants, 28 (2013), pp. 860-868

61.   D. Smiler, M. Soltan, M.S. Ghostine Contemporary sinus-lift subantral surgery and graft Saunders, St Louis (MO) (2009)

62.   N.U. Zitzmann, P. Scharer Procedimentos de elevação do seio maxilar na maxila posterior reabsorvida. Comparação das abordagens crestal e lateral Oral Surg Oral Med Oral Pathol Oral RadiolEndod, 85 (1998), pp. 8-17

63.   P.J. Nolan, K. Freeman, R.A. Kraut Correlação entre a perfuração da membrana Schneideriana e o resultado do enxerto de elevação do seio maxilar: uma avaliação retrospetiva de 359 seios maxilares aumentadosJ Oral MaxillofacSurg, 72 (2014), pp. 47-52

64.   Raghoebar GM, Brouwer TJ, Reintsema H, Van Oort RP. Aumento do pavimento do seio maxilar com osso autógeno para a colocação de implantes endósseos: um relatório preliminar. J Oral MaxillofacSurg1993;51:1198-203

65.   Van den Bergh JP, ten Bruggenkate CM, Krekeler G, Tuinzing DB. Elevação do pavimento do seio maxilar e enxerto com osso humano desmineralizado liofilizado. Clin Oral Implants Res 2000;11:487-93

66.   Smiler DG, Johnson PW, Lozada JL, Misch C, Rosenlicht JL, Tatum OH Jr, et al. Enxertos de elevação do seio maxilar e implantes endósseos. Tratamento da maxila posterior atrófica. Dent Clin North Am 1992;36:151-86.

67.   Ten Bruggenkate CM, van den Bergh JP. Elevação do assoalho do seio maxilar: um procedimento pré-protético valioso. Periodontol 2000 1998;17:176-82.

68.	Raghoebar GM, Timmenga NM, Reintsema H, Stegenga B, Vissink A. Enxerto de osso maxilar para inserção de implantes endósseos: resultados após 12124 meses. Clin Oral Implants Res 2001;12:279-86.

69.	Jensen OT, Shulman LB, Block MS, Iacono VJ. Relatório da Conferência de Consenso sobre o seio maxilar de 1996. Int J Oral Maxillofac Implants 1998;13 Suppl:11-45

70.	Harris D, Horner K, Grondahl K, Jacobs R, Helmrot E, Benic GI, *et al.* Directrizes da E.A.O. para a utilização de imagens de diagnóstico em implantologia 2011. Um workshop de consenso organizado pela Associação Europeia de Osteointegração na Universidade Médica de Varsóvia. Clin Oral Implants Res 2012;23:1243-53

71.	Fugazzotto, P. A. (2001). A técnica de aumento de seio maxilar com trefina/osteótomo modificada: considerações técnicas e discussão das indicações. *Implantodontia, 10(4),* 259-264

72.	Peñarrocha-Diago MA, Galán-Gil S, Carrillo-García C, Peñarrocha-Diago D, Peñarrocha-Diago M. Elevação do seio transcrestal e colocação de implantes utilizando a técnica do balão sinusal. Med Oral Patol Oral Cir Bucal. 2012 Jan 1;17 (1):e122-8

73.   Pavlikova G, Foltan R, Horka M, Hanzelka T, Brounska H, Sedy J. Piezosurgery in oral and maxillofacial surgery. *Int J Oral Maxillofac Surg.* 2011;40:45

74.   Vercellotti, T., De Paoli, S., & Nevins, M. (2001). A osteotomia piezoeléctrica da janela óssea e a elevação da membrana sinusal: introdução de uma nova técnica para a simplificação do procedimento de aumento do seio maxilar. *International Journal ofPeriodontics and Restorative Dentistry, 21*(6), 561-568

75.   Del Fabbro M, Testori T, Francetti L, Weinstein R. Revisão sistemática das taxas de sobrevivência de implantes colocados no seio maxilar enxertado. Int J Periodontics Restorative Dent 2004;24:565-77

76.   Jensen OT, Shulman LB, Block MS, Iacono VJ. Relatório da Conferência de Consenso sobre Sinusite de 1996. Int J Oral Maxillofac Implants 1998;13:11-45

77.   Hallman M, Thor A. Substitutos ósseos e factores de crescimento como alternativa/complemento ao osso autógeno para enxertos em implantologia dentária. Periodontologia 2000 2008;47: 172-92

78.   Lundgren S, Cricchio G, Palma VC, Salata LA, Sennerby L. Elevação da

membrana sinusal e inserção simultânea de implantes dentários: uma nova técnica cirúrgica no aumento do pavimento do seio maxilar. Periodontologia 2000 2008;47:193-20

79.   Daelemans P, Hermans M, Godet F, Malevez C. Enxerto ósseo autólogo para aumentar o seio maxilar em conjunto com implantes endósseos imediatos: um estudo retrospetivo até 5 anos. Int J Periodontics Restorative Dent 1997;17:27-39

80.   Zijderveld, S. A., Schulten, E. A., Aartman, I. H., & Ten Bruggenkate, C. M. (2009). Alterações a longo prazo na altura do enxerto após a elevação do pavimento do seio maxilar com diferentes materiais de enxerto: avaliação radiográfica com um seguimento mínimo de 4,5 anos. *Investigação clínica sobre implantes orais, 20(7),* 691-700

81.   Laurencin, C., Khan, Y., & El-Amin, S. F. (2006). Substitutos de enxertos ósseos. *Revisão especializada de dispositivos médicos, 3*(1), 49-57

82.   W.R. Moore, S.E. Graves, G.I. Bain Substitutos sintéticos de enxertos ósseos ANZ J Surg, 71 (2001), pp. 354-361

83.   M.S. Block, J.N. Kent Aumento do seio maxilar para implantes dentários:

A utilização de osso autógeno J Oral Maxillofac Surg 55(1997). pp 1281-1286.

84.	M. Esposito, M. Grusonvin, J. Rees, D. Karasoulos, P. Felice, R. Alissa, *et al*. Eficácia dos procedimentos de elevação do seio maxilar na reabilitação com implantes dentários: uma revisão sistemática da Cochrane Eur J Oral Implantol, 3 (2010), pp. 7-26

85.	Berglundh, J. Lindhe Cicatrização em torno de implantes colocados em defeitos ósseos tratados com Bio-Oss® : um estudo experimental no cão Clin Oral Implants Res, 8 (1997), pp. 117-120

86.	M. Esposito, M.G. Grusovin, P. Felice, G. Karatzopoulos, H.V. Worthington, P Coulthard: Intervenções para substituir dentes em falta: técnicas de aumento ósseo horizontal e vertical para tratamento com implantes dentários Cochrane Database Syst Rev, 7 (2009), p. CD003607

87.	B.K. Tay, V.V. Patel, D.S. Bradford Substitutos ósseos à base de sulfato de cálcio e fosfato de cálcio. Mimicry of the mineral phase of bone Orthop Clin North Am, 30 (1999), pp. 615-623) atividade osteocondutora, e são biodegradáveis (R.Z. LeGeros Calcium phosphate-based osteoinductive materials Chem Rev, 108 (2008), pp. 4742-4753

88. R.Z. LeGeros Materiais osteoindutores à base de fosfato de cálcio Chem Rev, 108 (2008). pp 4742-4753.

89. Z. Strnad Role of glass phase in bioactive glass-ceramics Biomaterials, 13 (1992), pp. 317-321

90. Ali S, Bakry SA, Abd-Elhakam H. Fibrina rica em plaquetas no seio maxilar Aumento: Uma Revisão Sistemática. J Oral Implantol 2015;41:746-53

91. Misch CE. Implantodontia contemporânea. 3ª edição. St Louis (MO): Mosby Elsevier; 2008

92. Lindhe J. Periodontologia clínica e dentisteria de implantes. 5ª edição. Oxford:

Blackwell Publishing; 2008
93. Farhat FF, Kinaia B, Gross HB. Aumento do osso do seio: uma revisão das técnicas comuns. Compend Contin Educ Dent 2008;29(7):388-92, 394-7)

94. Kaufman E. Cirurgia de elevação do seio maxilar: uma visão geral. J Esthet Restor Dent 2003;15(5):272-83.0

95. Testori, Tiziano & Drago, Lorenzo & Wallace, Savannah & Capelli, Matteo & Galli, Fabio & Zuffetti, Francesco & Parenti, Andrea & Deflorian, Matteo & Fumagalli, Luca & Weinstein, Roberto & Maiorana, Carlo & Stefano, Danilo & Valentini, Pascal & Gianni, Aldo & Chiapasco, Matteo & Vinci, Raffaele & Pignataro, Lorenzo & Mantovani, Mario & Torretta, Sara & Del Fabbro, Massimo. (2012). Prevenção e tratamento de infecções pós-operatórias após cirurgia de elevação do seio maxilar: Consenso clínico e recomendações. Revista internacional de odontologia. 2012. 365809. 10.1155/2012/365809

96. Bathla SC, Fry RR, Majumdar K. Aumento do seio maxilar. J Indian Soc Periodontol 2018;22:468-73.

97. Bertrand B, Eloy Ph. Relação entre sinusite etmoidal crónica, sinusite maxilar e permeabilidade ostial controlada por sinomanometria. Um estudo estatístico. Laryngoscope 1992; 102: 1281-1284

98. Aust R, Drettner B. Tensão de oxigénio no seio maxilar humano em condições normais e patológicas. Arch Otolaryngol 1974; 78: 264-26

99. Cho SC, Wallace SS, Froum SJ, Tarnow DP. Influência da anatomia nas perfurações da membrana Schneideriana durante a cirurgia de elevação do seio maxilar: Análise tridimensional. Pract Proced Aesthet Dent 2001;13:160-3

100. Vlassis J, Fugazzotto PA. Um sistema de classificação para perfurações da membrana sinusal durante procedimentos de aumento com opções de reparação. J Periodontol 1999;70(6): 692-9

101. Altan Varol DD, Turker N. DDS: Retirada endoscópica de implantes dentários do seio maxilar. Int J Oral Maxillofac Implants 2006:21;801-4

102. Hur MS, Kim JK, Hu KS, et al. Implicações clínicas da topografia e distribuição da artéria alveolar superior posterior. J Craniofac Surg 2009; 20:551-554

103. Guncu GN, Yildirim YD, Wang HL, Tozum TF. Localização da artéria alveolar superior posterior e avaliação da anatomia do seio maxilar com tomografia computorizada: um estudo clínico. Clin Oral Implants Res 2011; 22:1164-1167

104. Solar P, Geyerhofer U, Traxler H, et al. Fornecimento de sangue ao seio maxilar relevante para os procedimentos de elevação do pavimento sinusal. Clin Oral Implants Res 1999; 10:34-44

105. Bacicut M, Hedesiu M, Bran S, Jacobs R, Nackaerts O, Baciut G. Avaliação pré e pós-operatória de procedimentos de enxerto sinusal utilizando tomografia computorizada de feixe cónico em comparação com radiografias panorâmicas. Clin

Oral Implants Res 2013; 24: 512- 6

106. Shahbazian M, Vandewoude C, Wyatt J, Jacobs R. Avaliação comparativa da radiografia panorâmica e da imagem CBCT para radiodiagnóstico na maxila posterior. Clin Oral Investig 2014; 18: 293-300

107. Aditya Tadinada et al Avaliação radiográfica do seio maxilar antes da terapia com implantes dentários: Uma comparação entre imagens radiográficas bidimensionais e tridimensionais Imaging Science in Dentistry 2015; 45: 16974)

108. Zitzmann, N. U., & Scharer, P. (1998). Procedimentos de elevação do seio maxilar na maxila posterior reabsorvida: Comparação das abordagens crestal e lateral. *Cirurgia Oral, Medicina Oral, Patologia Oral, Radiologia Oral e Endodontologia, 55*(1), 8-17.

109. Jurisic M, Markovic A, Radulovic M, Brkovic BM, Sándor GK. Aumento do pavimento do seio maxilar: comparação do osteótomo com a colocação de implantes imediatos e tardios com janela lateral: Um relatório provisório. Oral Surg Oral Med Oral Pathol Oral Radiol Endod 2008; 106:820-7.

110. Pjetursson BE, Rast C, Bragger U, Schmidlin K, Zwahlen M Lang NP. Elevação do pavimento do seio maxilar utilizando a técnica de osteótomo crestal e

(transalveolar) com ou sem material de enxerto. Parte I: sobrevivência do implante e perceção dos pacientes. Clin Oral Implants Res 2009; 20:667-676.

111. Pal U,Sharma NK, Singh R K, Mahammad S, Mehrotra D, Singh N, Mandhyan D. Direct vs. indirect sinus lift procedure: Uma comparação. Natl J Maxillofac Surg 2012;3:31-37

112. Esfahanizadeh N, Rokn AR, Paknejad M, Motahari P, Daneshparvar H, Shamshiri A. Comparação das técnicas de janela lateral e osteótomo no aumento do seio maxilar: avaliação histológica e histomorfométrica. J Dent (Teerão). 2012

113. Felice P, Pistilli R, Piattelli M, Soardi E, Pellegrino G, Corvino V, Esposito M. Procedimentos de elevação do seio maxilar lateral de 1 fase versus 2 fases: Resultados pós-carregamento de 4 meses de um ensaio controlado aleatório multicêntrico. Eur J Oral Implantol 2013;6:153-165

114. Al-Almaie S, Kavarodi AM, Alorf A, Alzahrani S. Uma comparação do design de boca dividida para técnicas de elevação lateral e crestal do seio com colocação de implantes dentários: Comunicação curta. Open Dent J. 2017 Nov 30;11:603-608

115. Hallman M, Sennerby L, Lundgren S. Uma avaliação clínica e histológica da

integração de implantes no maxilar posterior após o aumento do fundo do seio com osso autógeno, hidroxiapatite bovina ou uma mistura 20:80. Int J Oral Maxillofac Implants) 2002;17:635-43

116. Turunen, T., Peltola, J., Yli-Urpo, A., & Happonen, R. P. (2004). Grânulos de vidro bioativo como material adjuvante ósseo no aumento do pavimento do seio maxilar. *Investigação Clínica sobre Implantes Orais, 15(2),* 135-141)

117. Szabo G, Huys L, Coulthard P, Maiorana C, Garagiola U, Barabas J, Nemeth Z, Hrabak K, Suba Z. Um ensaio clínico prospetivo multicêntrico e aleatório de osso autógeno versus enxerto de beta-tricálcio-fosfato isolado para elevação bilateral do seio maxilar: avaliação histológica e histomorfométrica. Int J Oral Maxillofac Implants 2005;20:371-81

118. Bettega G, Brun JP, Boutonnat J, Cracowski JL, Quesada JL, Hegelhofer H, Drillat P, Richard MJ. Concentrados de plaquetas autólogas para o aumento do enxerto ósseo no procedimento de elevação do seio maxilar. Transfusão 2009;49:779-85

119. Boyne PJ, James RA. Enxerto do pavimento do seio maxilar com medula e osso autógenos. *J Oral Surg.* 1980;38:613- 616

120. Girolamo M, Napolitano B, Arullani CA, Bruno E, Girolamo S. Vertigem posicional paroxística como complicação da elevação do pavimento sinusal com osteótomo. Eur Arch Otorhinolaryngol. 2005 Aug;262(8):631-3

121. Johansson L-Â, Isaksson S, Adolfsson E, Lindh C, Sennerby L. Regeneração óssea utilizando um dispositivo oco de manutenção do espaço de hidroxiapatite para aumento do pavimento do seio maxilar - um estudo clínico piloto: Regeneração óssea com HSMD. Clin Implant Dent Relat Res. 2012 Ago;14(4):575- 84.

122. Kumar Ds, Jayakumar N, Padmalatha O, Sankari M, Varghese S. Efeito do aumento do pavimento do seio maxilar sem enxertos ósseos. J Pharm Bioallied Sci. 2013;5(3):176-177

123. Dos Anjos TLMR, de Molon RS, Paim PRF, Marcantonio E, Marcantonio Jr. E, Faeda RS. Estabilidade do implante após aumento do assoalho sinusal com partículas minerais ósseas bovinas desproteinizadas de diferentes tamanhos: um ensaio clínico prospetivo, randomizado e controlado de boca dividida. Int J Oral Maxillofac Surg. 2016 Dec;45(12):1556-63.

124. Rickert D, Sauerbier S, Nagursky H, Menne D, Vissink A, Raghoebar GM. Elevação do pavimento do seio maxilar com mineral ósseo bovino combinado com osso autógeno ou células estaminais autógenas: um ensaio clínico prospetivo e

aleatório: Elevação do pavimento do seio maxilar com células estaminais autógenas. Clin Oral Implants Res. 2011 Mar;22(3):251-8.

125. Testori T, Drago L, Wallace SS, Capelli M, Galli F, Zuffetti F, et al. Prevenção e tratamento de infecções pós-operatórias após cirurgia de elevação do seio maxilar: Consenso Clínico e Recomendações. Int J Dent. 2012;2012: 15.).

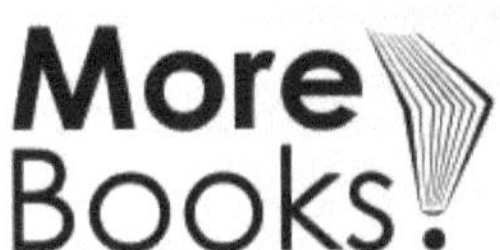

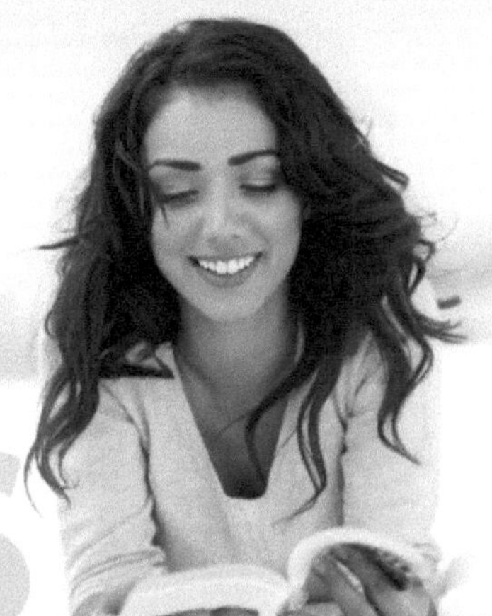

Buy your books fast and straightforward online - at one of world's fastest growing online book stores! Environmentally sound due to Print-on-Demand technologies.

Buy your books online at
www.morebooks.shop

Compre os seus livros mais rápido e diretamente na internet, em uma das livrarias on-line com o maior crescimento no mundo! Produção que protege o meio ambiente através das tecnologias de impressão sob demanda.

Compre os seus livros on-line em
www.morebooks.shop

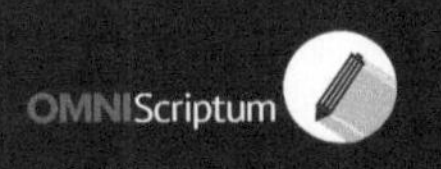

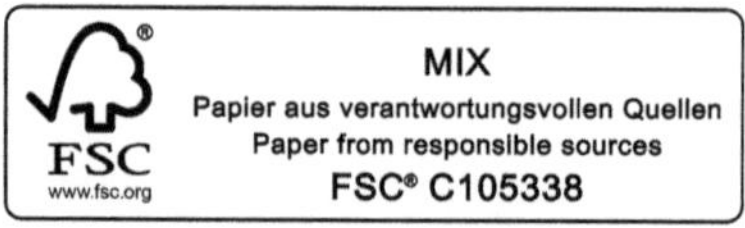

Printed by Books on Demand GmbH, Norderstedt / Germany